JN120917

病理と病理医と病理の仕事を徹底的に言語化してみました

Dr.ヤンデルの病理トレイル

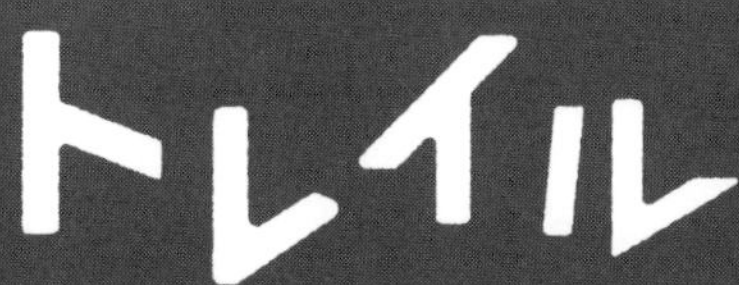

札幌厚生病院 病理診断科
市原 真

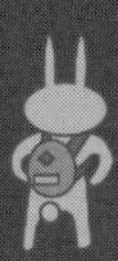

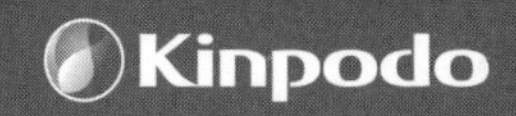

目次

イラスト ―――― 田中大介

QR コード ―――― 本文中で QR コードを付した写真は、
小社ウェブサイトにてカラー版を公開しております。
QR コードを読み込んでご覧ください。

序章

無敵の医学生・初期研修医たちへ

なぜ、私が病理診断学を「言語化」しようと思ったか

今から皆さんに読んでいただく「序章」は文字通り、本書の原稿の中で最初に書く原稿です。現時点で私のパソコンには原稿のファイルは一切ありません。目次はもちろん、書名すらも決まっていません。でも私はすでに、結構なボリュームの「序章」を書こうという気持ちで、外付けキーボードを膝に乗せています。

さあ、しばしお付き合いいただきましょう。

私はこの本を、病理学をほとんど知らない医学生や、病理診断に一切興味がない医学生、病理医に対する気持ちが何もない研修医に向けて書くつもりです。すなわち「病理の初心者」に向けたガイダンス本にします。出版元である金芳堂からの依頼もそのようになっています。以下に担当編集者Fさんによる「企画書の素案」の一部をお目にかけます。

- **医学生や初期研修医を主な対象読者とした、病理医の仕事や生態など「病理の世界」の全体像を把握するための一冊**
- **病理医の仕事について知りたい、あるいは病理医を目指す学生や若い医師が、病理医の視点から見た医療全体を俯瞰できるような入門書**

- **各科臨床医が読めば、病理医とのコミュニケーションを円滑にする共通言語を理解できるようになる本**
- **全ての病理学専門書の一番最初に位置付けられるガイダンス本（はじめの一歩を踏み出す前の１冊）**

なるほど、確かにこのような本には一定のニーズがありそうです。

Ｆさんからの提案を読み直してあらためて思ったことがあります。このテーマに沿って私が書くと、平易な文章と申し訳程度のイラストで穴埋めしたブログ系のライトな書籍……**にはならない**と思います。たぶん、そうしません。本書の表紙は明るいパステルカラーを背景にうさぎが踊るような、かわいい感じのデザインになるのでしょうかね。ありそうな話です。でも、表紙におもねることなく、中身にはゴリゴリの論理的な文章を詰めこむつもりです。なぜでしょう、私は序章を書こうと思い立って突然そういう気持ちになりました。できれば読者の皆さんには、これまで培ってきたであろう知性を全て使って本書を必死で通読してほしい、そう思っています。

……とここまでの文章を自分で読み返すと、これは他でもない私のために、私が自ら用意した檄文だ、と思います。

そもそも私は、想定読者であるあなたがた医学生・研修医の頭脳が、私の脳よりもはるかに優秀で高性能だと思っています。自分より賢い人に読んでもらう原稿を執筆するにあたって、自らを鼓舞し、奮い立たせることは絶対に必要です。しっかり覚悟して本気で取り組まなければ、あなたがたには歯が立たない。

……急に私が読者に対してへりくだったので、面食らった方もいらっしゃるかもしれません。でも別にこれは皮肉や忖度ではないですし、商売上の戦略とか本を売るテクニックといったものでもありません。あなたがた医学生や研修医は、私と比べればもちろんのこと、並み居る先輩方よりも、さらに言えば医学業界で働く誰よりも頭脳のスペックが高い。

なぜなら、医者は働けば働くほど、**行動の責任領域が脳から脊髄にずれていくから**です。脳で思考して行動するのではなく、脊髄反射でルーティンをこなすようになっていく。年を取れば取るほど、実績を重ねれば重ねるほど、偉くなればなるほど。

そのほうが高度な作業を高速でこなせる。

そのほうが早く正確に多くの患者を救える。

医者は年齢を重ねるごとに、若いときほど脳を（意識的には）使わなくなっていきます。今のあなたがたのように、頭脳を自分の意思で使いこなしている時間はだんだん減っていきます。少しずつ、行動が「無意識」に支配されるようになります。

ああ、そういうことか、と得心した人もいるでしょう。

新規の情報を処理する能力。

文章を読み、他人の情動を自身の中に再構築する能力。

新しい概念を創出する能力。

これらの能力については、あなたがたのほうがベテランドクターたちよりも数段上です。ぜひ、誇りに思ってください。これからあなたがたを悩ませるであろう性格の悪いオーベンや、性格はいいかもしれないが人当たりが悪いオーベンよりも、あなたがたの頭脳のほうがずっと優秀だということを。

脳が衰えた上級医たちは、代わりに「脊髄反射」をします。最近の脳科学的には「脳内反射」と呼ぶべきでしょうか。

無意識に手が動き、考える前に処方が電子カルテ上に記載されていく感じ。意図せずとも思考が列をなし、意識の深淵にあるブラックボックス内を貫通して、途中経路不明のままで行動が出力されます。あなたが脳内に張り巡らせている、けもの道のような無数の神経回路の一部が、上級医の脳では舗装され高速化されているのです。

でも、これは別に脳が優秀になったわけではありません。使用頻度の高いシークエンスが単に最適化されて、無意識下に連続発火できるようになっただけです。

そんな“反射人間たち”がいざ現場に立つと、医学生や研修医を圧倒するのはご存じの通りです。手技のスピードが段違いに速い。鑑別診断の量も質もハンパない。治療選択までに要する時間も、精度も、あなたがたは到底かなわないでしょう。

例えば、こんな経験はありませんか。

部活の追いコンで呼んでもいないのに上座に座った先輩ドクターが、「ウン百回挿管すれば手が勝手に挿管を終えるようになる」「ウン千件手術に入れば糸結びなんて指が勝手にやってくれる」「ウン万件カテをやればどんな冠動脈でも必ず開通させられるようになる」といった武勇伝を聞かせてくる、という……。

彼らの自慢話は鼻につきますが、それでもある種の極意を語っているように思います。医術の多くは無意識で手が動くレベルにまでルーティン化することではじめて人を救うレベルに達する、ということ。考えなくとも次の一手が出せることは、患者に安定した医術を提供するための合目的な技術として受容されるのです。それが医療の世界なのです。

でもねえ……

なんだか、これってモヤッとしませんか。

本書を手に取ってここまで読んでくださったからには、あなたは心のどこかに「自分の脳を存分に使って医療を施したい」というモチベーションを持っているはずです。そうでなければ、わざわざ本を読もうとは思わない。そんなあなたが「ベテランドクターは手も脳も無意識に動いている」という論旨に対してモヤモヤしないわけがないと思うのです。

かくいう私も、少しずつ脳を使わなくなってきている医者の一人です。

私は病理診断医です。一般的に医者が行う手技・処置の類いは一切行わないし、患者とも会いません。そして、事実上業務のほとんど全てを手足を使わず、脳のみで処理していく特殊な仕事をしています。

病理医でいる限り、私は脳を使い続けている、と自負したい。これこそ病理医のアイデンティティですからね。

ところが私は今や、自分の業務を反射的にこなすことができるようになっています。他科のドクターたちと同じように。

例えば私は、対物レンズ4倍のままで、すなわち弱拡大で、胃生検検体にピロリ菌がいるかいないかをほとんど間違いなく判別することができます。詳細に拡大観察をすると、ピロリ菌がいると予想した粘膜には百発百中でピロリ菌がいます。ただし、「なぜ弱拡大の時点でピロリ菌がそこにいるとわかるのか」はぶっちゃけ言語化しきれていません。

さらに私は、リンパ節のプレパラートを弱拡大で観察するとき、視線を高速で数往復させるだけで、乳腺小葉癌にしばしば見られる個細胞性の微小転移（micrometastasis）を**ほとんど無意識に**見つけ出すことができます。そこに異常な細胞が混在していることに気付くだけではなく、細胞が癌である証拠（細胞所見）まで弱拡大でほぼ把握しているのです。拡大を上げる前に、「ああ、癌だ」という直感的な気付き（仮説）があり、その後ゆっくり拡大を上げて「やっぱり癌だった」と意識的に確認していくのです。

以上は、ここだけ抜き出して読むならば、あたかも武勇伝めいた話に思えてしまうかもしれません。でも違います。私の今のテンションを察してください。私はこれらの**言語化していない診断をいいものだとは思っていない**のです。ここまでの流れを冷静に追ってもらえればきっとわかるはずです。今の私は、ツイッターでは「病理医は脳だけを使って働く職業で、例えるならば軍師ですよ（笑）」などとうそぶきながら、実際には自ら制御できない脳のブラックボックスに甘え、無意識下の言語化できないメカニズムに体を委ねて診断をしていることになる。

これはなかなか悔しいことです。寂しくもある。

あなたはどう思いますか？　ある程度キャリアを重ねた医者が、脊髄反射的に仕事をこなして匠(たくみ)ぶっている姿を目にすると、何か空虚なものを感じませんか。

それほどでもないですか。他人事ですか。

私は愕然としています。

これが「中堅医師」の現実なのか、と。

言語化できない領域で病理診断しているなんてのは、**人間にはわからない論理で診断するAI病理診断と区別が付かない**。「なぜわかるかはわからないけれど、癌細胞がそこにあることはわかる」みたいな診断って気持ち悪い。もっと言えば、私という病理診断医がいつの間にかAI病理診断に置き換わっていても、臨床医も、患者も、一切困らないということになる。わからない手法で診断をしている人間が、わからない手法で診断をするAIに取って代わられただけのことですから。

このようなことを考え始めていた私が、このたび幸運にも本書を執筆する機会に恵まれました。対象読者は医学生や初期研修医だといいます。

くり返しますが、あなたがたの脳こそが最強であり、無敵だと私は思っています。いまだ、無意識と反射の軍門に降っていない。豊かな着想があり、綿密な解釈があり、自由な仮説形成法を使いこなしているはずです。

そんな素晴らしい脳の持ち主を対象として本を書くことは、ここ最近言語化を怠っていた私にとって、未縮約で情動的な**無意識の診断過程**を、丁寧に言語化するチャンスです。いやがおうでも、**言語化しなければならなくなった**。渡りに船とはこのことです。

そもそも、病理診断の根本的な意義は、人体の緻密なネットワークを言語化することにあります。ロングショットで俯瞰して網羅し、はたまた、クローズアップして解像度高く接写する。この両者において、意図の行き届いた物語を著述する。それが、広大な医療界において、我々病理医が担う使命です。

素晴らしい病理診断学の世界、そして病理診断というライフワークを、いつのまにか「反射の医術」にまで貶めてしまった自分を反省しています。

現在の医療における病理診断の立ち位置を俯瞰し、今後の医療界で病理学に期待されている責任を、当事者として記述しましょう。

ブラックボックス内で連続発火していた無意識の診断理論を、言語でもってトレースして、最強で無敵の若い脳が処理できる形に、脱構築・再構築しましょう。

そうやって、病理学の曼荼羅を記載する。

以上が本書の目的、本書に込めた私の思念です。つまり私は、この本を自分のために書くのです。なんだ、そういうことか。すみません、これから自分のための本を書きます。楽しんで、そして一生懸命に書くのでがんばって読んでください。

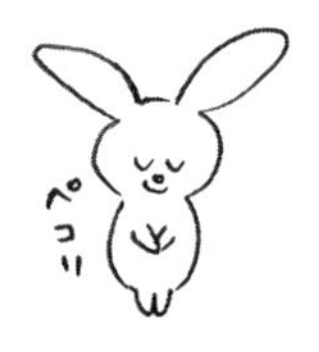

第1章

君たちはどう医きるか

1 医療人マップ
医療の三角形［概説］

冒頭語り

4年目くらいの医学生と話をすることがある。話のタネのひとつとして、私から彼らに「将来どんな科に進みたいか」と尋ねることが多い。そこで具体的なキャリアプランを答えてくれる学生はさほど多くない。なかなかの高確率で「とりあえずは臨床実習をひと通り終えてみないとわかりません」と返答される。ごもっともだ。

だが、「まだわかりません」と答える学生を前にして、私は内心、実習をひと通り終えたところでわかるかどうかは疑問だけどな、とも感じている。医師免許を取得し、レジデントになってもなお、将来の科を決めかねている人もいるわけで、臨床各科をたかだか一巡した程度でそう簡単に自らの将来像が見えてくるものだろうか？

医療現場には「長期間働いてみないと実感できない現場の文脈」がある。まして「自分がどのような医者に向いているか」なんて、誰にとっても一生解けない難問だ。

Aという科を選んだ自分と、Bという科を選んだ自分を比較するためには、パラレルワールドを行き来するようなえげつない行為をいともたやすく遂行する必要がある。こういうことを言うと訳知り顔の医クラがツイッターで「仕事は向き不向きで選ぶものではない」などと説教を垂れてくるが、ある仕事が自分に「向いている」か、「肌に合う」かはわからなくても、「向いていない」「肌に合わない」というのはある程度時間が経つとわかってしまうものだ。これは医療に限らない人間社会の常である。

逆に、4年生どころか1年生くらいの時点で、脳外科医になりたいとか、小児科に進みたいとかいった明確な自分の将来像を心に思い浮かべている人もいる。自分が医学部を出てやるべきことをすでに長年かけて計画しており、向き不向きなどというものを超越している人たちだ。

でもまあ、そのようなタイプは例外的であろう。医学生の8、9割くらいは、同期や先輩・後輩の前では「なんとなく、俺、外科向きだと思うんだよねw」とか「俺はメジャーよりマイナー向きだと思うw」などとビアジョッキをあおりながら余裕の表情を浮かべているが、内心、「外科系っていくつあるんだっけ……」とあやふやな脳内分類表の前で自信なさげに佇んでいるものだ。周囲には困惑の表情を隠してご機嫌に振る舞い、内面では向き不向きという生産性のない問いに直面している。

職務が高難度化して細分化された現代、内科医として10年勤務してから皮膚科医になるのは事実上かなり難しいし、総合病院の外科医として10年勤務してからお産込みの地域医療を担うにはかなりの覚悟がいる。「最初の科選び」如何によっては、少なくとも医者人生の最初の10年、ことによっては40年以上の暮らしぶりが確定してしまう。向いていないかもしれない科で10年？　……ちょっとした地獄だ。

これだけ大きな選択を、たかだか1年程度の臨床実習だけを参考にして決められるものだろうか？　私はそうは思わない。だから私は、冒頭の「臨床実習をひと通り回ってから決めます」と言うような医学生に対して、密かに疑義の目を向けるのである。

そもそも臨床実習というのは、医学生にとって医療全体を俯瞰するためのものではなく、むしろ**医療を強拡大する試み**であるということを意識しておくとよいだろう。

実習で「ほとんど全部の科を回る」と聞くと、あたかもドローンで医療現場をロングショットするかのような印象を覚えるが、実際に外来や病棟に足を踏み入れてみると、自分の視野がクローズアップばかりであることに気付く。現場の肌感覚、そこにいる人と人の「間（ま）」、病室やナースステーションの断片的映像。自分が将来このような場で働くことになるのかな……という、希望的観測が若干いりまじった映像が、あたかもサムネイルのように心象に記録される。"医療者のナラティブ"は日替わりのオムニバスドラマだ。何本見たところで、自分がどの主役と似ているのかはわからない。いつまでも自分っぽい役者が出てこない可能性もある。臨床実習とはあくまでその程度のものであるということ。「まだ、自分の見ていない世界があるかもしれないから進路を決められない」という人が、臨床実習でいくら各部署のサムネイル画像を見続けたところで、「まだ視界の届かない部分がありそうだ」という不安を消せるはずもない。

おわかりだろうか。

医学生はクローズアップする機会を豊富に与えられているが、俯瞰する機会は思った以上に少ない。そういう環境で暮らしている。

だから、もっと俯瞰しておいたほうがいい。医学生や初期研修医が自分の行く末を見通そうとするとき、臨床実習や初期研修**だけでは不十分**だ。自覚的に俯瞰するクセをつけないと、卒業しようが研修しようが、いつまでも医療界は見通せない。

「いやいやぼくは俯瞰体質だから大丈夫です」という人は、試しに開業医、リハビリテーション部門、緩和ケア、そして病理医が、それぞれ医療現場においてどのような患者たちのために、何を担当しているのかを説明してみるといい。もし「どれも自分が目指す科ではないから、よく知らないです」と答えたなら、あなたは全く医療現場を俯瞰できていないということになる。

そもそもほとんどの患者にとって、開業医とリハビリと緩和と病理に全く関わらずに人生を送ることは難しい。だからこそ、ほとんどの医者もまた、幾度となくこれらの分野の医療人たちと連携する。何科に勤めていても。まあ、たいていは「患者を送り付けて、結果だけを聞いてそれで終了」となることが多いが、それでも、自分の大切な患者を預ける先であることは間違いない。

……このようなことを言うと、当の現役医師たちから「いやあ、開業医はともかく、リハや緩和、病理とはほとんど関わらないな（笑）」などと軽口を叩かれたりもする。**医者は分業してスペシャライズドされるのだから、他分野には無知でもしょうがないと考える風潮**。私はここに強めに異議を唱えておく。言葉が強くなりすぎないように丁寧に書くが、でもここからちょっと辛辣な言い方になることを許してほしい。

医者が分業して専門性に埋没していくのは医者の勝手だ。しかし少なくとも、あなたの患者はあなたの知らないところで多くの部門の世話になる。

近年多くの医者は、患者の豊潤で複雑な人生を自分の**専門領域という極めて狭い窓からしか覗かないことを決意する傾向にある**。私はそういう一芸タイプの医者を批難するつもりはない。タイトに分業して自分の守備範囲を保つことは、尊敬に値するワークスタイルだ。ただし、どんな専門職の医者であろうが、担当患者が人生のどこかで**自分とは関係がない**リハビリや緩和ケアや病理医の世話になっていることを、**自覚すらしないのは怠慢だ**と思う。他ならぬ患者のために、自分が生息していない領域の医療についても造詣を深めておこうと考えるのは、ごく普通の思考だと思うが違うだろうか。

話を戻そう。医学生は、学生の間には医療界を俯瞰することができない。そもそも時間が足りない。高学歴人間の常として、取り組む時間が足りない場合には弱拡大の俯瞰よりも強拡大の接写に重点を置きたがる。早く自分のアイデンティティに合った武器を見つけたいから無理もない。そこで、あえて本書では、まず医療界を俯瞰するところから始めようと思う。

医療全体を見通し、どこにどのような仕事があるかを把握するための地図作り。地図の中でも、特に**地**が必要である。図のほうは、いずれ、あなたが縁をつないだ順番に描いていくことになるだろうから、後回しでいい。まずは文字通り、地固めだ。

本論

これより、「医療人マップ」なるものをお目にかける。医療業界に生息する専門職たちが職務に用いるスキル・パラメータを3つ抽出し、三角形の頂点に配置した。

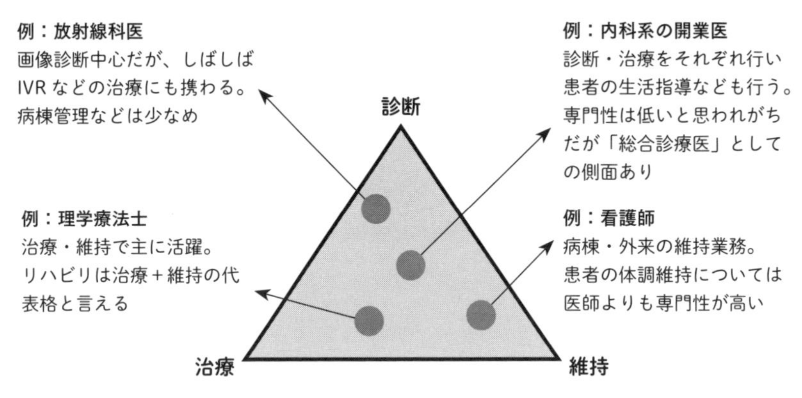

医療の三角形（職種によって3要素のバランスが異なる）

私はこれを「医療の三角形」と呼んでいる。頂点には3要素、診断・治療・維持。

たいていの人は、「維持」に対する思いが希薄な気がするので、ぜひ着目してほしい。医療はこの3要素の組み合わせで行われる。「治療」だけでも、「診断」だけでも、「維持」だけでも成り立たない。チームワークが大事だ。

世間の人はそもそも「治療」だけが医療だと思い込んでいるふしがある。そして医療者の間でも「治療」の魅力は抗いがたいものがある。なぜこんなつらい仕事をしているのですかと問われて、「患者が治って喜ぶ顔を見たいからだ」と答える人は多い。一般に、医者の心にとって一番の癒やしは「治療」という「施し」の快感であろう。

私の友人で循環器外科に進んだ男はかつてこう言っていた。「息も絶え絶え、歩くこともできない状態で病院に担ぎ込まれた患者に心臓手術を施すと、退院時には独歩でニコニコ帰って行く。患者の生きるか死ぬかを自分の手で左右する。これぞ医者の醍醐味だ」。

なるほど、まことに猛将タイプの考え方であり、まっすぐとして、まぶしい。

ESD[1]によって外科要らずで癌を治療する消化器内科医にとっても、IVR[2]を駆使して血を止めたり癌を治療したりする放射線治療医にとっても、「治療」は生き甲斐であろうと思う。医者はあらゆる医療職の中でも、治療に関する権限が強い。抗がん剤だって抗生剤だって、医者の指示なくしては投与できない。これを甲斐と呼ばずしてなんとする。

その一方で、いわゆる西洋医学的に“cure”を試みる治療だけではなく、医療の世界においては“care”、すなわち維持管理が重要であることは論を待たない。看護師という職種は、医者よりもはるかに患者のコンディションおよび生活を維持することに長けた存在である。病棟内の医者と看護師の人数比率を見れば、本来医療において一番手間と時間をかけるべきなのが care であり、treat であることはおわかりいただけるであろう。医療の世界には「維持」の要素が極めて豊富に存在する。

服薬指導、生活指導、リハビリ、社会支援、スピリチュアルケア、家族との連携、児童相談所との連携、あるいは麻酔、ペインコントロール、食事療法や運動療法……。「維持」に含まれる医業は極めて多いのだが、あなたは果たしてそれをどこまで理解しているか？　全部が全部コメディカルの独壇場というわけでもない。リハビリ科、麻酔科、緩和ケア科、あるいは外来で腰痛や膝の痛みを「手当て」する整形外科（人呼んで、「整形内科」）などは、まさに「維持」のプロが活躍する場所だ。地方医、家庭医、総合診療医も維持型パーソンである。これらは、メス一本・カテ一本でズバァーッとビフォーアフター形式に患者が回復する科ではないので脳筋型

1）ESD：Endoscopic submucosal dissection；内視鏡的粘膜下層剥離術
2）IVR：Interventional Radiology；（放射線科的）画像下治療

医学生には人気がない。しかし、これはこれである意味「医の王道」というイメージがある。

ところで、あなたも勤務医になればすぐわかることだが、医者というのはとかく書類を書く仕事である。レセプトやサマリー、紹介状を書くことに忙殺され、思わず「俺はこんな事務仕事をやるために医師免許を取ったんじゃねぇ」などと毒づく医者をよく見る。しかし、医者が何かを書かなければ治療が回らない仕事というのは確かにあるし、医者が書くことではじめて効力を持つ文書というのもある。あまり臨床実習では目にしない話であるが見過ごせない点であり、誰もが関わる「維持」業務と言える。

例えば、あなたが中堅病院の勤務医だとして、病診連携[3]の相手である地方診療所の開業医に**情報の少ない手紙**を送ってしまうと、患者に思いの外、大きな迷惑をかける。文書はバカにできない。

医者が患者に治療を施すのは基本的に自分の所属する病院の中だけであるが、患者にとって病院の中にいる時間はあくまでハレの場（？）であり、それ以外の大半の時間は自宅をはじめとするケの場で過ごしているのだということに意識的でありたい。服薬は家で。フォローアップは地域で。**自分の病院にいないときの患者**に想像力を働かせ、紹介先の医者に情報を申し送りすること。これは極めて医者らしい医療行為のひとつだ。手紙をはじめとする書類作成は立派に「維持的な医療」の一環なのである。「事務仕事が嫌いだ、俺は医者しかできない治療がしたい！」という偏執的な文句を垂れる前に、医療の3要素をもう一度よく考えてみると精神衛生上もいいことがある。

私がこのように医療の三角形の3要素のうち、特に「維持」を強調するのには理由がある。医学生が大学病院という西洋医学の粋を極めた場所で実習をするとき、その見学内容は医療の三角形でいうところの「治療」と「診断」にかなり偏っていると感じるのだ。「維持」については、かなり積極的に情報を取りに行かないと何もワカラナイ。

例えば地域医療。あるいは緩和ケア。ときには炎症性腸疾患の外来診療。

小児科から成人内科へどう引き継いでいくか。精神科診療。

このような診療科の持つ診療のニュアンスは「維持」として捉えることで輪郭が極立ってくる。しかし、それを確かに促えるためには、長期間にわたって患者や他職種と連携し続けることがカギとなる。短期間の実習で医師の背中越しに風景を見ようとしてもうまく見えない。黙って手術室で突っ立っているときの気分で病棟見学していても、ケアのありようなんて見えてこない。

医学生も初期研修医も、「維持」に関しては見る機会があまり多くない。だからこそ、このバランスは意識的に取っておきたい。大事なのは、診断・治療・維持という3要素を知って医療現場を俯瞰することだ。将来的にどこに肩入れするのもあなたの自由。ただし、自分の目が向いていない方向にも医療はあるということをわかっていてほしい。

ここで、あなたが今思い付く科、思い付く医業を、次々と医療の三角形に代入してみてほしい。例えばこんな風に——

「循環器内科医は診断と治療の中間くらいかな。マスト・ルールアウトしなければいけない疾患が多いから診断はかなり重要だし、カテを自分で操るから治療もすごいだろ。でも、外来で高血圧や脂質異常を見続けるタイプの働き方をすれば維持とも呼べるか……。となると三角形の真ん中あたりだなあ」

「循環器外科医はかなり治療寄りだろうなあ。診断がついた人をとにかく手術して生かすことに精魂を込めるんだもんな」

「腫瘍内科医は診断というよりステージング、さらには gene profile を時代に合わせて細かく追究していく仕事。さらに化学療法や他の治療を患者

3）病院と診療所とが連携すること

に合わせて細かく調整することもやるし、最新の治療エビデンスを収集し続ける根性が必要だな。自分で緩和ケアまで携わるなら維持管理もしなきゃいけないか。あとはがん患者の支援においてbio-psyco-socio-spiritualサポートをしようと思うことは維持だな」

「メジャー科の一般外科、あるいは消化器や呼吸器の内科などと違って、耳鼻科や婦人科、乳腺外科あたりは、内科的な診療も外科的なアセスメントと治療も両方やるよな。となると、実は循環器内科と同じように三角形の真ん中あたりにあるのかな」

こういうことを一人脳内でチマチマとやっているうちに、あなたの中で、「診断」の立場がどのように変化していくかに私は興味がある。「治療」と「維持」という医療現場での二大エースの話をさんざんしてきたが、そろそろ「診断」がじわりと存在感を増してきていればうれしい。

何せ私は、これから病理医の話をしようとしているのだ。病理医とは、生涯をかけてほぼ「診断」しか行わない特殊な医者である。

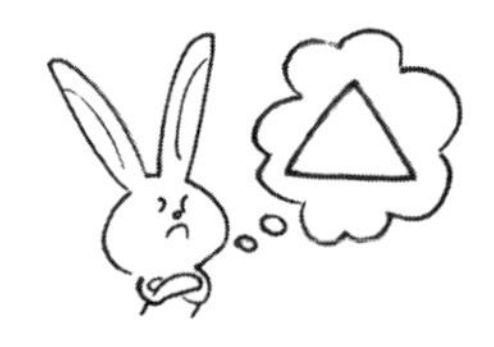

2 病理医の立ち位置

医療の四面体［概説］

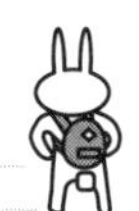

トレイルルート俯瞰

ちょっとした着想を得た。

先ほどのことである。序章と「1 医療人マップ」を書き終えたところで、担当編集者 F（敬称略）に原稿を見せて、「こんな感じでどうでしょう」と相談した。すると、F がふと、このようなことを口にした。

> （市原の）原稿を読む前に、依頼者として想定していたのは、読者をゴンドラに載せて“病理山”のふもとから山頂までを楽しく案内するような本でした。
> しかし、序章と「1 医療人マップ」を読むと、読者に本気でトレランする姿を見せるような感じの本になるのだなと思いましたし、それならそのほうが絶対良いと思いました。

トレラン！　なるほど！　体がのけぞった。それだ。私はこの本をトレランの精神で書き、読者にもトレランの精神で読んで……伴走してもらおう。

半年くらい前に、長距離走者スコット・ジュレクのノンフィクション『NORTH　北へ』（NHK 出版）を読んだ。まさに一気読み。素晴らしい読書体験であった。編集者 F がトレランの話を出したとき、私は『NORTH』を読了した直後の、自宅に居ながら北米の山岳の冷たい空気を感じたときのことを思い出していた。名作を追憶し、ジュレクの猛り狂った情動をミラーニューロンで再構成しながら、「あれを自分の本で、しかも病理学を題材にしてやれるのだとしたら、すごい、それはとても素晴らしいことだ、かもしれませんね」と瞬間的に沸騰し向井秀徳化したのである。

トレランについて少し説明を加えておこう。トレラン、すなわちトレイルランニングというのは、特殊なマラソンの一形態だ。あるいは特殊なクロスカントリーと言ったほうがいいかもしれない。走る場所は平地ではなく、山野である。私自身は山脈の尾根を縦走するイメージを持ってこの言葉を使うのだが、必ずしも山頂付近を走らなくてもよい。日本語版 Wikipedia「トレイルランニング」の項にある添付写真を見れば、なんとなく雰囲気が伝わるのではないかと思う（閲覧日：2020年10月20日）。あるいは『NORTH』の表紙絵でもいい。ひとまず表紙だけでも探してみてほしい。

トレランは舗装されていない山道を走る。市街地を走るのと比べると、高低差が激しいし路面状況も悪い。手ぶらで走るのではなく、ザックの中に最低限の装備を入れて走るのが一般的だと言う。トレランの同義語を探すと「山岳耐久レース」という言葉が出てきた。唐突な雪中行軍自衛隊感におののいてしまう。もっとも私も『NORTH』を読んだときには友人の陸上自衛隊員の姿が脳裏にちらちらと浮かんだものだ。山岳耐久レース、なるほど確かにそういうところはあるのだろう。

私はこれまで冒険系とか踏破系とか前人未到系の書物をよく読んできたが、これらの読書体験を医学と結び付けようとは思わなかった。しかし、生涯にわたって医療を修め続ける道程は、ある意味トレイルランニング的であるなあと、今になって思う。陳腐な言い方だということは自覚している。しかし、本書は病理学を語る本として、**トレラン的メンタル**で書かれるべきなのかもな、と本気で考えている。

ジュレクの本の話をもう少し。

トレランの中でも総行程が100kmを超えるものを特にウルトラトレイルランニングと呼ぶ。『NORTH』の題材は、まさにこのウルトラトレランであった。ただし、そのウルトラ性は、およそ想像がつく範囲でのウルトラには収まらない。

ジュレクは、北米最大のトレランルートであるアパラチアン・トレイルを、史上最短の46日間8時間7分という記録で走破した。まずここで、一度驚いてほしい。46日走り続けるということに。乳酸が貯まりすぎて足がヨーグルトになるのではないか（医学を知らない素人向けのギャグですので聞き流してください）。そして彼が走った総距離を知って、できればもう一度驚いてほしい。なんと、アパラチアン・トレイルは全長が3,500 kmある。350ではないぞ。三千五〇〇だ。

そもそもこのジュレクという男は、過去に24時間ぶっ続けで260 km走ったことがあるとか、1日に6回フルマラソンを走ったことがあるとか、『ドラゴンボール』の世界で通用するレベルの超人なのだが、それにしても3,500 kmを46日で走破するというのは異様である。仮に、**自動車で**日本縦断（沖縄込み）したとしても普通のペースで行けば1カ月以上かかるだろう。この驚愕の物語を、情感豊かでどことなく静謐感すら漂う極上の随筆に仕上げた『NORTH』はかなりおすすめの本であり、ぜひ一読されたい。

閑話休題。

ジュレクのような怪物の所業に限らずとも、世の中にはもう少し普通のトレランが存在する。『NORTH』をきっかけに、私はいくつかのトレラン関連のブログなどを読みふけった。その結果、トレランという言葉からは、「距離」とか「悪路」とか「重荷」などではなく、「高度の計画性」を連想するようになった。

トレイルランニングにおいては、事前に俯瞰して計画する能力が絶対に必要である。ロードマップを見ながら、どこで何が起こるかを十全に予測しないと走りきることができない。そして、どれだけ入念に準備しても、実際に走ってみるとそこには思いも寄らなかった出来事が次々と起こる。

俯瞰の必要性と限界とを同時に見極める姿勢。これがトレランの魅力に触れるためのカギだと思えた。私が先ほど、「本書は**トレラン的メンタル**で書かれて読まれるべきなのかも、と考え始めた」と書いた理由もここにある。

前項でも少し書いたが、医学を学び、医療を知る上で「十分な俯瞰あっての接写」、「ロングショットでの解析を行ってからのクローズアップ」を丹念に**くり返す**ことを、私はとても重視している。ここで求められるのがまさにトレラン的メンタルである。緻密な事前の下調べによって、過酷な自衛隊の苦行と差がないようなハードワークをカタルシスに昇華させていくということ。戦略的に机上の計算を行い、その上で現場を実走して偶然性との衝突を楽しむということ。事前の推測通りに事が運ぶ快感、事前に推測できなかった細部に宿る神に出会う僥倖（ぎょうこう）。両者を前向きに楽しむこと。

あるいは編集者Fは、苦行を伴う長時間運動という意味で、私の文章をトレランになぞらえたのかもしれない……と、今さら思い至るが、まあそれはいい。都合良く解釈しよう。トレラン的な読書は学問に持ってこいである。俯瞰してから細部に感激することがくり返される学びである。

実走

前項で述べた医療の三角形、診断・治療・維持の3要素をもう一度思い出してほしい。病理医というのは、この3要素の中ではほぼ1要素しか扱わない。もちろんそれは「診断」である。診断業務に対して脳のステータスポイントを全振りする。

病理医である私は、治療は一切できない。そもそもあらゆる処置行為をしたことがない。私より若い病理医であれば、初期研修中に多少なりとも臨床の経験があるものだが、私は初期研修が義務化される直前に大学を卒業し、すぐに大学院基礎講座に入って研究をして、その後病理医になった。

だから、注射をしたことがないし、外来にいたためしがないし、寝当直すら経験がない。処方もできない、インフォームドコンセントもとったことがない、看取りの経験がない。同じ医学部で学んでおきながら、医者の大半がキャリアの前半に精魂込めて修業する、輸液、傷を縫うこと、血ガスを取ること、鈎引き、処方、サマリー書き、そういったものを一切やっていない。

しばしば言われたものだ。「せっかく医師免許とったのに、なんで病理医なんかになるのか」と。

でも、私は、「医療の三角形の中でどこかの頂点にめちゃくちゃ偏っていることが、カブキ感あってかっこいいのでは？」と真顔で考えていた。

かつて医療の三角形理論をぼんやりと考えていたとき、私は三角形を三次元空間に向けて「立てた」。本当の「医療分類」は三角形で語るべきではなくて、**四面体**で語るものだと思う。それはこんな感じだ。

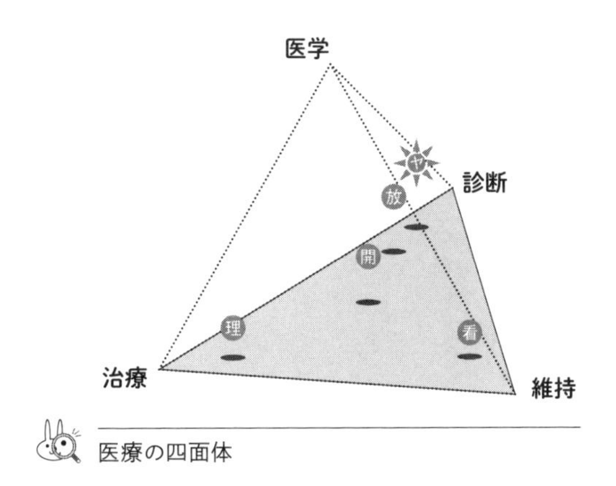

医療の四面体

4つ目の頂点、それは医学である。医療の三角形を構成する診断、治療、維持に対し、どの頂点とも違う軸で存在する「学問」。ここをカバーすることが、医療職の中でも、特に医師に強く求められる資質のひとつだと思う。研究（的業務）を全く行わない医者がどれだけいるだろう？　細胞培養をしたり、ウエスタンブロットをしたりするまではいかなくとも、地方会で症例報告をするのも立派に学問であるわけで。

病理医という仕事は、三角形でいうと診断に最も近い部分に属するし、四面体でいうと「医学」のほうにかなり近づくポジションである（p.023の図の㋳のあたり）。とはいえ、いきなり病理医を例に挙げて医療の四面体を考えるのも突飛だ。ここで、さまざまな職種を例に挙げて四面体の中に配置してみる思考ゲームをしてみるのもいいだろう。

「大学病院でガイドライン策定に携わりながら肝臓の移植手術を手がけている外科医は、診断も、治療も、研究もしているなあ」

「市中の中規模病院でひたすらERCP[4)]をやりまくっている胆膵内科医は診断よりの治療かな。あの人はそこまで論文は書いていないから医療の三角形上に近いところでいいかな」

「たいていの看護師は維持にベタ寄りしているけれど、NP[5)]だと診断に近いアセスメントも行うし、ちょいちょい学術研究もするよな」

なお、私は別に現場の医療よりも医学のほうが「高みにある」などというゲスな考え方で四面体をこのように置いたわけではない。思考は基本的に無重力の宇宙空間で行ってほしい。四面体はクルクル回転させていただいて結構だ。重力に縛られた古い人間たちはすぐに上下のことを気にするけれど、あなたがたはそんなオールドタイプではないと信じている。

その上で、あなたがたは、自分がなりたいと思っている医者、あるいはすでになろうとしている医者が、四面体のどのあたりにあるかをクルクル回しながら考えてみるといいだろう。**医療界を俯瞰しながら自分自身が医者に対して持っているイメージの座標を確定する**という作業である。

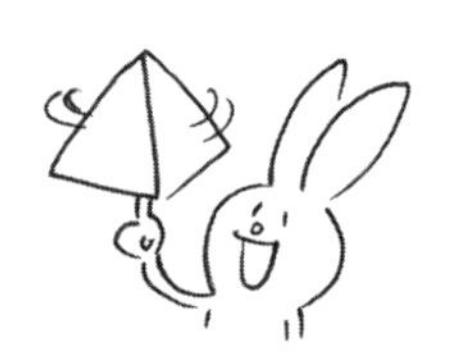

これをおおまじめにやっていると、勘のいい人は次に、こういう六面体を思い浮かべることになる。

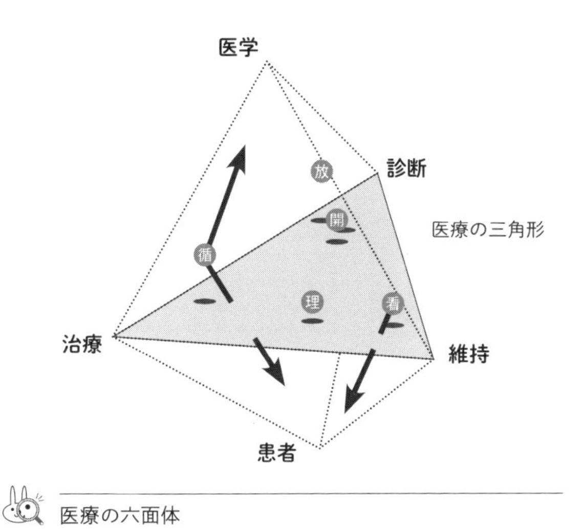

医療の六面体

くり返すが医学が上で患者が下だという意味ではない。医療の三角形を挟んで、医学とちょうど反対の側に「患者」を置いただけである。

一面だけ色を塗っておいたのは最初に説明した「医療の三角形」だ。ここは病院の論理の場である。在宅医療、介護医療、社会支援的な、患者が病院にいないときのことをサポートする医療というのは、この面よりももう少し患者側に寄ったところで行われる。

クラインマンの3セクター理論[6]でいう「専門職セクター」の人々は、医療の三角形およびその直上にある医学（つまりは医療の四面体）をカバーする。これに対し、患者の側に形成されたもうひとつの四面体で起こっていることを「専門職セクター」は比較的取りこぼしやすい。医学よりも患者に近い部分に関しては「民間セクター」や「民俗セクター」と呼ばれる、西洋医学とは別の部門の担当者が必要とされる。

4）ERCP：endoscopic retrograde cholangiopancreatography；内視鏡的逆行性胆管膵管造影
5）NP：nurse practitioner
6）参考：『急に具合が悪くなる』（宮野真生子・磯野真穂 著、晶文社、2019）

我々医療者は、この四面体あるいは六面体のどこか1カ所に留まって医療者人生を生きていくわけではない。**キャリアの中で座標を移動しながら**生きていく。

例えば私の場合、元々は基礎系の大学院にいたので、「医学」の頂点に近いところで働くつもりでいた。しかし、大学院を出てからは市中病院の病理医となった。これは「医療の三角形」の面に近い場所に移動してきたということである。今ツイッターなどではどちらかというと「患者」と関わる機会が増えた。医療の三角形のありようを患者側から見たときにどう見えるかということを模索しており、その結果一般向けの書籍を上梓することにもなった。その時々でプロット位置は変化するのである。

このように**俯瞰する**。お気に召しただろうか？　本項では、「俯瞰しながら実走する」ということをやってみた。ここからさらに、病理医がトレイルランナーとして見ている風景をどんどん強拡大していこう。ただし、**くり返し**ドローンを飛ばして、今いる位置を確認しながらの行程になる。

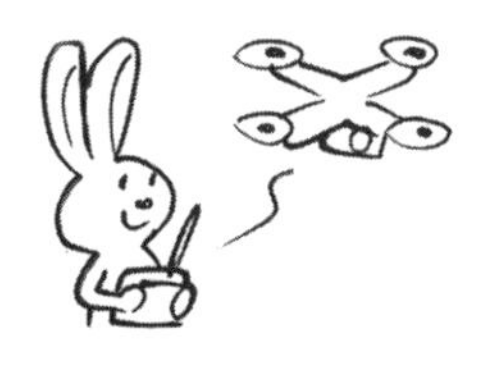

3 「診断」

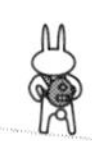

トレイルルート俯瞰

いくら私が「医療の四面体」などという広告代理店的分類メソッドをお話ししたところで、あなたがたの心の奥深い部分に幼少期から染みついている「医者というのは、診て、治して、感謝される仕事だ」という先入観をひっくり返すことは簡単ではない。現役で働いている医者たちも、「治して感謝される」の部分には猛烈にプライドを持っている。私が「治療だけが医者の醍醐味じゃないですよ。診断に特化するのもいいものですよ」などと言おうものなら変人扱いだ。

実際、診断だけを専門に行う医者というのは思った以上に少ない。そもそも医者の世界を見回したとき、外来も当直も完全免除になり得るのは病理医くらいではないか。他に診断ばかり行う医師というと放射線科医が思い浮かぶが、彼らも少なくともキャリアの途中までは診断と放射線治療とを両方行うことが一般的だし、治療や維持業務から完全にフリーということはない。病理医はその意味で唯一無二の医者である。医療の三角形では、もっぱら診断の頂点に肉薄。時折、医学研究のほうをチラチラと見ながらひたすら診断。あるいは逆のパターンもある。たまに診断のほうを気にしながらひたすら医学研究。……こっちのほうが多いかも？

少なくとも病院に身を置く限り診断特化職として暮らす病理医は、治療や維持とは距離を置いた位置、すなわち、治療や維持を俯瞰し得るポジションにいる。一方で医者の99%は「治療の頂点」に矜持の軸を置いているから、私たち病理医のことをどこか「診断に引っ込んでいる医者」と捉えているように思う。こちらとしては「別の視点から俯瞰」、あちらとしては「穴熊の引きこもり」。視点はかくも相対的なものだが、残念ながら数の論理でマイノリティである私たち病理医はどこまでも冬のヒグマを見るような視線を浴びる。

今こうして書いていて思ったが、単に病理医が少ないから異端扱いされているだけではない気もしてきた。従事者の量でいえば、維持部門は治療部門を圧倒する。だからと言って、例えば看護師が「維持は医療の一角を支える大事な柱なんですよ」と医者にアピールしようものなら、「治療」の側にいる医者から結構な確率で、「よく言うぜ」「結局は俺らが治療しないと患者は満足しないだろうが」「最終的な責任も負えないくせに偉そうに言うな」的なリアクションを受ける。正直言って、病院では「治療サマ」が、一番エライ。

「えっ、そんなに医者って偉そうですか？」と若い医者や研修医にたずねられたら、私は即答する。「はい偉そうですよ。自覚ないですか？」

治療を引き受けた人間は、診断や維持に対してどこか居丈高だ。ちなみに、治療を受ける側である患者も、診断や維持についてはうっすら軽視している傾向がある。「治せないんなら、検査なんて意味がないだろう」。治療をする側と治療を受ける側が手を取り合って最大勢力となり、“診断屋”と“維持屋”は肩身の狭い思いをする。

そういうものだよ、と密かに悟りながら、これまでやってきた。私は「治療も維持も診断も、ときに分業しながらそれぞれきっちりやるものですよ」と言いたいだけなのだ。ところが実際にそのように言うと、「OK、みんなで治療する人を支えよう」という論にすり替えられたりする。「ぼくは医者だから治療をするけれど、日常の業務として診断も維持も全部やっているよ。だから、全部大事なのはよくわかるよ」と言いながら、**治療に携わらない私**を見て、「それは医者じゃなくてもよいのでは」という表情をしたりする。

「診断だけ」をすることには、地味に大きなストレスがかかるということをあらかじめ言っておきたくて、私は本項でグチグチとつらい思い出を語り続けている。「飛行機の中でお医者さんいませんかって言われても出て行けないね」「その仕事って医師免許とってまでやることなの」などのセリフは、私にとって凶器であった。自分が強いときには受け流せるが、自分が弱いときにはみぞおちの奥深くに突き刺さり、“かえし”があるので引っ張っても抜けない。

病理医はしばしば孤高（solitude）であることが求められる職種なのだが、孤独（loneliness）になってしまうと、世間からの口さがない精神攻撃に独りで耐えなければいけなくなり、結構つらい。診断だけをやり続けることは、周囲からなじられこそしないが、かなり不思議そうに見られる。医療者を相手にしているうちはいいほうで、非医療者の友人たちに説明してもまずわかってもらえない。「手術で長時間立っているわけでもなく、患者や家族とのやりとりに心を砕くわけでもない。ただデスクで座ってフレックスに働いているだけで何がそんなにつらいの」と言われることがつらい。ストレスがシナプス間隙に澱のように溜まり続け、神経伝達に障害を来たす。

臨床の医療者たちから、たまに「病理医は医者じゃないって言われ続けて、悔しくてしょうがないんだね。わかるよ。でも、自分で選んだ道でしょう。自信持っていいよ。縁の下の力持ちも世の中には必要なんだから（ドヤ」などと、謎のなぐさめを受けることがある。別にぼくは自信がないとはひと言も言ってないし、縁の下とも思っていない……という内なる声を押し殺していると、「ほらそうやって意地になるのが内心卑屈になっている証拠だよ」と追加攻撃がくる。このようにマウントポジションをとられるのはたいてい宴席である。

臨床の医療者たちと酒を飲むと、日頃は和気あいあいとやっている間柄の人たちの目の奥に「診断しかしない者に対する偏見の数々」が浮かぶことがある。社交辞令をアルコールでクロマトグラフィすると、上清の部分に濃縮されたさげすみが浮かび上がってくる。私はそれを幾度となく飲んできた。その上で言う。病理医はいわゆる医者でなくてもいい。そこはどうでもいいし、悔しくもない。病理医は診断のプロだ。そこに最大の誇りがある。「診断だけする」という職種がときに軽んじられることに、革命心のようなものが**くり返し**刺激されてきた。

今から書くことは、私が現時点でたどり着いている感覚にすぎないので、数年くらいすると考え方も変わっているかもしれないのだが、それでも記録として書いておく。

私が何のために働き、誰のために生きているのかと考えたとき、それは、**私のため**だ。ただし、私を形作っている要素の中で最も大切なものが周囲の環境であり、結局**私自身のためになることは周囲のためになる**。

究極的なことを言えば、私の内部をいくら掘っていっても私自身がコアとして存在することは**はなく**、極めて空虚な、気体のように頼りないフワフワの芯が形ばかりある。その周りをさまざまな周囲環境が取り巻き、環境の外縁が四方八方から迫ってきて私の周りにレンガを積むように境界を設けることで、私の輪郭を外側から規定する。すなわち、私は中心のピースだけが欠けたジグソーパズルのような状態になっており、環境のネガとしてそこに浮き立つ。

だから、「周囲から自分がどう思われているか」という一点に、基本的に私はとても敏感である。周囲が私に対して思うこととは、私にとっては、自己評価（self-assessment）のきっかけどころではなく、自己（identity）そのものだ。「診断だけやってるってどうなの」というネガティブな声はそのままダイレクトに私の陰性感情を外側から形成する。周りがポジティブに捉えてくれないような働き方をすることはつらい。

この考え方に対し、「自分がしっかりしていれば、周りから何を言われたとしても関係ないはずだ」みたいな格闘技系のメンタルの人が論戦を挑んでくることがあり、それを私は黙って眺める。こういう人は「自分のコアが自分のオリジナルであるという思い上がり」に立脚している。コアが自分自身でできているなんて設定が浅すぎると感じる。もしこれがアニメであればブルーレイは売れないし2期もないだろう。コアがそんなに単純なものであってたまるか、と思う。

まあ、好きに勘違いしながら生きればいい。死ぬまで勘違いしていれば、生きている間ずっと、本人は虚構の中で暮らすことができる。しかしながら私は、「自己が他者によって規定される」と考え、その上で「利己的な行動を追究することが、そのまま利他的になる」という人生を歩みたい。

「自分は自分。周りなんて気にしなくていいんだよ」と言われてしまうと「そんなことでは利他的になりたいときに自分を捨てなければいけなくなるだろう。自分のことがかわいそうだと思わないの？」とあわれにすら感じる。

グズグズと書いてきたが、結局はこういうことだ。私は、自分が病理医として働く上で、周囲からどのような評価、風評を受けてきたかを重要視しており、なかでも特に「周りから認められなかったときのこと」をある種の傷として抱えている。そんな私のささやかな願いとして、できればこれから病理医になる人たちには、「あなたは私と違ってもっと認められる」と声をかけて、背中を押したい。周囲から認められて働くことは享受すべき人権である。その人間自体を形作る素材、原動力となる。あなたは病理医になれば認められるべきだし、そのあなたを真っ先に認めるのは他でもない、私である。この本は中盤から後半にかけて病理医という職業の素晴らしさを語り続けることになる。これは私のためであり、ひるがえって世界のために私が信じる極めて利他的な行動である。

もっとも、これを読んでいるあなたが、病理医になる確率は極めて少ない。統計学的にそうなのだから仕方がない。第一、あまり多くの医学生が病理医になられても困る（臨床医が足りないほうが問題だ）。本書の読者はたいてい臨床医になる。そういう本に、あまり病理医向けの言葉は書かないほうがいい気もするが、私は私の環境を守るために、あなたが万が一病理医を目指していた場合にあなたの環境を守ることができるかもしれない書物を、世界の本棚に挿す。

診断だけに特化した医者はかっこいい。

私は診断がかっこいいということをよく知っていて、診断のみを行うことが医者としての生き様になる理由を、無限に思い付く。

実走

診断について述べる。これは恐ろしいことである。野球選手とサッカー選手とテニスプレイヤーを前にして、「ボールについて述べる」と切り出すのと同じ類いの躊躇がある。ボールといってもサイズも硬さも、投げるかひっぱたくか蹴飛ばすか大事に抱えるかも、千差万別だろう。診断というのも本来それくらい幅広い概念（を表す記号）だ。でも、ざっくりと、「ボールは丸い」と断言するように、最大公約数を語るところから始める。

診断とは未来予測行為だ。

まず、ここがわかってもらえていないことがあるので、ここをスタート地点とする[7]。「診断というのは今ここにある真実を見抜くことだ」で**止まっている**人と話していると、会話が薄っぺらくなる。**現在を見ることが診断だと思ってはいけない。**診断とは時間軸を味方に付ける行為である。このとき、未来をどう捉えるかによって、スタイルが複数に分岐する。

おそらくであるが、専門とする科ごとに「未来」の捉え方は異なる。近い将来を見る診断と、遠い未来を見る診断がある。酸素化の悪い患者に対して、ただちに挿管が必要かどうかを考えるのは診断である。がん患者にこの先化学療法を行うことで、腫瘍の進行速度を遅くできるかどうか考えるのも診断である。夜中にやってきた患者を家に帰して、3時間後に意識を失って舞い戻るかどうかを推測するのも診断だし、腹腔鏡下胆嚢摘出術の最中に線維性の癒着を見つけて、開腹手術に移行すべきかどうかを判断するのも診断であるし、健康診断でコレステロールや中性脂肪が単独高値のとき、どれくらい高値だったら精密検査を勧めるかというのも診断である。これらは全て、「それ」を「そう」だと判断することが、患者の未来を推測するために役立っている。診断をもとに医療者は「西洋医学によって採用し得る選択肢」を絞り込み、「行動」を開始する。

ここに来てようやく、「診断ってのは治療のためにある」みたいなチープなフレーズとのオーバーラップが起こる。確かに、めっちゃくちゃにIQの低い言い方をすれば、「診断ってのは治療のためにある」と言っても不正確ではない。けれども、診断は必ずしも治療のためだけにある行為ではない。例えば**生命予後**を推測することは診断の大きな役割のひとつだが、これは**治療効果予測**を推測することとは微妙に意味が異なる。つまり、未来を予測すること自体が目的となることがある。診断は治療に内包されない。治療外の診断というのが存在する。治療のための診断と、診断のための診断は、矛盾なく共存しうる。しかし、**治療のための診断にしか興味がなくなっている**医療者は、しばしば、診断自体の価値と魅力を低く見積もる。

さて、病理医が顕微鏡を見て「今ここにピロリ菌がいます」と存在を証明するだけの行為は診断になるか？　なるとも言えるし、ならないとも言える。すなわち、「ピロリ菌がいることが、患者にとって、この先不幸を増すことになる」という予測があれば、存在を証明するだけでも診断行為であると胸を張ることができる。**現在を見ることだけが診断の必要十分条件だと思っていては、組織診断はできない。それは組織形態絵合わせ遊びと言う**。現在そこにあるものによって、未来をどう予測し得るか？　組織学的所見を取り、診断というフィールドにおける意義を記述することではじめて、組織形態絵合わせ遊びが組織診断と呼ばれる。

未来予測のない現状把握は、病理診断としては機能しない。

診断は予測行為である。天気予報と似ている。現状を把握するための情報が増えれば増えるほど精度が上がる傾向にある。そして、情報が増えれ

7）そしてキャンプ地でもある

ば増えるほど雑音（ノイズ）も増えるため、難易度が高くなる（こちらは傾向ではなく事実と考えてよい）。精度が上がり、難易度が高くなるというのはどういうことか？　端的に言えば、「精度の高い診断ができるのは、高難度の思考を乗り越えた人間のみ」ということになる。**ここに私たちは震撼しなければいけない。**

①CRP の値だけを見て「炎症がありそうだな」と言うこと

②透析中に、腰背部の痛みと意識変容を来たし、当初は意識障害を疑われたが近隣の脳外科で CT を撮っても何もなかったと言われ、次に精神科を紹介されたが、もう少し器質的疾患をきちんと精査したほうがいいのではないかと言われて紹介されてきた、70 代後半女性における全てのラボデータ（もちろん CRP も微増している）を見て「どこかに炎症の機転となった感染巣がありそうだな」と疑うこと

①と②では精度と難易度が異なる。私たちが給料をもらいながら行う[8]べきは、後者②のタイプの診断「のみ」である。**ここに私たちは震撼しなければいけない。**

増え続ける情報に全て接続したままでは、どんな高性能の集積回路であっても必ずハングアップする。情報が多すぎるローデータを、理論と意図をもって切り分ける行為が必要になる。

情報が、有限かつ少ない状態では推測はできない。

情報が、多すぎて無限であっても推測はできない。

有限かつ**ほどよく多い**状態ではじめて、精度の高い診断が行える。

患者は数時間前に突然胸が苦しくなりそれが収まらないのだが、患者本人が考える原因として、数日前に子どもを怒鳴りつけたせいだとし、それからずっと胸がムカムカしていると言っている。その患者の訴えを**関係ないと切り分ける（切り捨てる）**かどうかには、知性が必要となる。有益な

未来予測をするために、情報を増やす努力をする一方、情報を切り分けて有限化しないと診断推論に用いることができない。ノイズを切り捨てる前に、ノイズも含めた全ての音を集める努力をしなければいけないので骨が折れる。

そもそも、HE染色に全ての情報が含まれていると仮定することは正しいのだろうか？　そこすらも疑ってしまうが、そこは覚悟して「呑む」として、HE染色に含まれるほとんど無限の情報を取捨選択して有限にしてから精度の高い推測を行うことが組織診断の要諦である。拾いに行き、かつ、捨てもする。**ここに私たちは震撼しなければいけない。**

診断者は、初期段階で3度震撼する。難渋の雰囲気を察する。

これほど震える行為だから、診断を極めるためには**何かを切り捨てて、専心する**という選択肢も考慮すべきだなと気付いてほしい。

でも、99%の医療者は治療を切り捨てることをしない。

1%の変人が、そこを専任担当するべきなのだ。これによって多くの医療者の震えは止まる。「治療も維持もやりながら、診断のためだけにそこまでやっていられない」。安心して治療の多くを人に任せる。そして1%の震え続ける人がいる。

病理医とは究極のコンサルタントである。科学理論に裏付けられた宮廷占い師である。科学の肩の上に立った細腕の軍師である。震撼せずにそこに立つ人間は世間知らずだ。未来予測行為に専心するというのはそういうことである。診断医とはそういうものである。

ここまでが「ボールは丸い」、すなわち診断とは何か、である。

次に、ボールは人間が扱える程度の重さであるという程度の情報を足すことになるが、長くなったので項をまたぎ、次の実走を待つ。

8）趣味でやるならCRPだけを極めてもいい

4 「診断世界」における、病理医の立ち位置

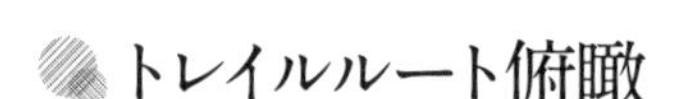

トレイルルート俯瞰

キーボードの上で滑る指に任せてできあがった文章を読み返すと、これではまるで、病理医が孤独に働く“診断の奴隷”みたいだ。実際にはもう少し、**協調性のある**仕事もする。俯瞰するからには公平に、さまざまな側面に光を当てるべきだろう。どっぷりと強拡大した視点をまた上空に戻す。

例えば私は、純粋な病理組織診断の他に、日常的に超音波画像・病理組織像対比、胃バリウム画像・病理組織像対比、3DCT・病理組織像対比、そして拡大内視鏡・病理組織像対比などの「対比仕事」をよくする。急に「漢字祭り」になってしまい、この3行を読むのが苦痛になったので、反対にひらがな・カタカナだけで上記を説明すると、ふつうのおいしゃさんがエコーとかバリウムとかカメラとかやって、てにいれたがぞうを、びょうりいであるぼくらといっしょに、なんでそうやってうつってるのかいっしょにかんがえようぜ！　わあい！　ということだ。

余計にわかりづらくなり腹が立つので、漢字に戻してきちんと説明する。臨床画像と病理組織像を対比することで、

①**空間分解能に優れ、かつ、異常タンパク質や遺伝子変異などの物性検索能も高い病理組織像**が得られる情報を、臨床画像にフィードバックできる

あるいは逆に、

②**血流動態や臨床経過といった時間軸情報の積算力に秀でた臨床画像**が

得た情報を、病理診断にフィードバック（フォワード？）できる

詳細は後の章で語るが、画像・病理対比はまさに「診断だけのために行うアドバンストな仕事」であり、私のライフワークである。

私がここで「対比」の専門家を名乗るのはおこがましい。ただ、対比の世界で、それなりに名を知られていることは事実だ。実際、臨床系の学会・研究会から声をかけられることが多い。これまで検査室の奥で変な医者扱いをされていた私が、突如光の射す場所に召喚され、講師として上げ膳据え膳の待遇を受け、画像診断のプロたちの前で講演をし、症例の解説をする。診断のプロとしてリスペクトされる数少ない機会。しかもちやほやしてくれるのは、診断に興味のある臨床医療者たちだ。いい気分であることは否めない。フフフ……。

画像診断をする人たち──私はよく彼らのことを画像屋と呼ぶ──は、病理診断を**答え合わせ**だと思っている[9]。画像屋は、自らが行う画像診断を極めるためなら、独学で病理組織学を学んだり、病理学講座で博士号を取ったりすることも辞さない。そういう、元々病理診断に興味のある人たちが集まっている場所に「病理屋」が出席すると、非常に喜ばれる。だから病理屋はもっと臨床系の会に出席するといいのだが、そもそも絶対数が少ないため、星の数ほどある臨床の会全てをカバーできるはずもない。私が画像・病理対比の会でちやほやされるのは、私そのものに尊敬があるというよりも、希少な変人が逃げないようにきちんと囲い込むという側面が大きいと考えている。それほどフフフな案件ではないのだ。

一方、病理医側としても、喜ばれるからうれしい仕事であり、こぞって臨床系の学会に顔を出すかというと、実は必ずしも、そういうものでもない。多くの病理医は、臨床系の研究会にホイホイ出られない。

9）本当は答え合わせではないと思う。私の考えについては後述。どうでもいいけれど病理診断を（病理医自身が）ゴールドスタンダードと呼んだり、病理医がドクターズ・ドクターと自称したりするのを私はあまり好まない

画像診断と病理診断を付き合わせる仕事というのは、結局のところ、ニッチ（切れ目、隙間）だ。専門性と専門性の間に存在するクレバスのようなものである。

異なる領域同士で手を取り合って対比する研究は、領域内で深く潜航するタイプの研究に比べると、必要とされる知識量がやたらと多い（2つ以上の領域に精通しようとするのだから当然であろう）わりに、新規性が乏しい。それぞれの分野同士で結論が独自に出ている内容を付き合わせて理解しようと試みることは、「それは画像側は画像側で、病理側は病理側で、個別にはわかっていたことだよね」と言われてしまいがちなのである。なにより、**インパクトファクターの高い論文になりにくい**。画像診断分野や病理診断分野が、単独でそれぞれ論文化したほうが効率がいい。

つまり、研究者が対比を本気でやると、その分学術業績が出づらくなる。大学に属している病理医の大半は、なかなか論文仕事につながらない対比に、それほど時間を割けない。現状、臨床画像に興味がある病理医というのは比較的若く、大学病院病理部や大学の基礎講座に所属していることが多いため、論文を書かずに暮らすという選択肢は取りづらい。となればなおさら、実績になりにくい臨床系の学会や研究会のお手伝いに本腰を入れるわけにはいかない。

一方で、私は大学に籍を置かず、市中病院の常勤病理医として暮らし、臨床の医療者たちと癒着しながら対比の仕事を20代後半からやっていた。そういう特殊性あっての「ちやほや」なのである。このニュアンスが伝わるだろうか？

話を整理し、練り込んだ私見を追加する。

画像・病理対比というのは、「私でなければできない仕事」ではなく、「私でなくてもよいが、そこに私がいるために、私が重宝されるタイプの仕事」である。**有能性ではなく、希少性によってちやほやされる**感覚。これは、多少なりとも学術に興味があり、医療の四面体における治療と維持を切り捨てて診断・医学に邁進しようと決めた、ピラミッドの頂点を目指す型の人間にとっては、違和を感じる職務なのである。

読む人の不快感を引き起こしかねないレベルの俯瞰をする。臨床医は、患者からの感謝という「自分が solitude に信奉されるチャンス」が不定期ながら得られるため、どんな仕事をしていても、「誰がやっても一緒かもしれないけれど、今回に限っては自分が讃えられる合理性」を得やすい職務だ。これに対し、「臨床医なんて誰がなってもガイドラインに沿えば似たような仕事ができるけれど、病の理（ことわり）を解き明かすことは、極めて優秀な私が研究者として世界に介入しなければ不可能なはずだ！」と、他人からの感謝に依存しない孤高性を学究に求めて病理学者になった場合、いまさら「画像と病理を対比してキャッキャウフフする」という行為には何の魅力も感じないのであろう。だってそこには「私でなければいけない感覚」がないからだ。「誰がやっても、うまくやれば同じモノが見えてくる」という蓋然性の上ではアイデンティティが保てないタイプの人間がいる。蓋然ではなく必然でありたいと願うタイプの人間がいる。私は、以上のことを、尊重しこそすれ揶揄（やゆ）するつもりは全くない。あなたはどうだろうか？

あくまで私の場合。

自分が医師免許を持って世にある意味を「自分が有能だからだ」と解釈し続けるのには限界があった。

10 代から 20 代の途中までは「一番ではないかもしれないけれど、数番以内なはずだ」と自分を鼓舞しながら、「自分はある程度有能だからここにいるはずだ」という、必然性準拠のコンテクストで勢いよく駆け抜けることにギリギリ成功した。しかし、次第に「自分である必要性はなく、偶然性の先に自分がここに配置されている」ということに気付いた。すなわち、私は**思ったほど優秀ではなかった**のだ。相対性理論や力の統一理論のような「誰かが思い付かなければ世界が解釈できないほどの大きな科学」に近付くこともできないまま大学院生活を終えた後、長い時間をかけて自分の中で言語化できなかった感情を少しずつ記号に置き換えてきた。

「私は、私でなくてもいい仕事を、私がたまたまそこにいるからという理由で、きちんと丁寧にこなすことをしなければいけないのだなあ」
そ、それだけ！　今となっては笑ってしまう。けれども「必然的に求められる自分」を思い浮かべて疾走していた透明少年が、複雑に押し合いへし合いする環世界で「偶然の末に転がってきた石を光らせて宝物に仕立てる自分」に変わるまでには、本当に長い時間を要した。

懇親会の二次会で、幾度となく、自分の倍くらい年を取ったベテラン技師たちから「しかし物好きだねー、そんなに普通の医者がイヤだったの？」と笑われながら、ひたすら対比を続けてきた。生まれてこの方M気質が強い私は、好意を裏に隠した皮肉や罵倒がうれしい。しかし、まれに、ベロベロに酔っ払った中堅くらいの人から「医師免許持ってるくせに顕微鏡しか見てない程度の若造が、俺たち臨床の達人に偉そうに指図するんじゃねぇよ」と叱責されることもあった。一切誇張していない話であり、一度や二度ではなく、一人二人の話でもない。なかなかままならないものである。しかし、それでも、偶然出会った人たちと一緒に、自分でなくてもわかる病理診断をこなし、自分でなくてもできる対比仕事を行い、周りとニコニコしたり、ときに怒られたりを**くり返し**ていく。
またくり返している。

実走

診断とは、患者が医者の前にいる限り、行われ続ける行為である。**何度でもくり返される**行為である。
今から私が申し上げるのは、毎度おなじみベイズ推定方式の診断理論だ。病理診断の真髄に肉薄する前に、まずは、一般的な臨床診断理論について述べることにしよう。
臨床医は、診察室に入ってくる患者を**見た瞬間から診る**。ドアの開け方、口調、体幹の角度や揺れ、手足の振り方、どこを押さえているか、足を踏みしめるときに痛そうにしていないか、表情、付き添いの人間の見ているもの、そういったところから瞬時に患者の**雰囲気**を探る。これをゲシュタルトと呼ぶ人もいる。

例えば、患者の手足に力は入っているようだが、歩調による響きすらも痛みを誘発すると**言わんばかりに**できるだけそっと歩こうとしている様子がわかれば、彼女／彼が椅子に座る前に「これは腹膜に炎症が及んでいるか、あるいは筋骨格系に痛みの原因があるタイプの疾病であろうか」と、ただちに**推測**が行われる。

臨床医はまだ挨拶もしていないし手首も握っていないが、これがすでに「診断」の始まりであることに、異論はないことと思う。

そして、この段階で「診断は終わりました。腹膜炎もしくは筋骨格の痛みです」と結論付けることがナンセンスだということも言うまでもない。**診断とは、何度でもくり返される行為である**。ターンごとに防御魔法を重ねがけし続けるように。完成イメージに向けてひたすら絵筆を置き続けるように。診断とはある瞬間に行われる行為ではなく、継続して、反復して衝突し続けるような行動である。波が打ち寄せるように診断をする。変奏しながら循環するローファイ・ミュージックのように診断をする。

なぜ診断をする？　未来を予測するためだ。方針を決定するためだ。選択肢を想起するためだ。放置しておくと患者に不利益があるタイプの疾患、例えば管腔臓器の破裂によって重篤な腹膜炎を起こしかねない内臓由来の疾患と、放置しておいてもさほど患者に影響しない病態、例えば足の裏のトゲを抜いてもらいたい「だけ」の患者とを見極める。そのためには、くり返すだけではなく、積み重ねることが求められる。

刹那の袈裟斬りで勝負を決めるようなスナップ・ダイアグノーシスにあこがれる気持ちはわかる。ただしスナップ・ダイアグノーシスをする医者は全員、スナップ後にこれでもかこれでもかと「確定のための検査を追加する」ことを思い出してほしい（一部のテレビドラマを除く）。患者の目を見て、爪を見て、「これは IE だよ！　だから心エコーをオーダーしよう」。ここでエコーをオーダーしない医者は**診断を一度しかしていない**（そんな人はいない。一部のテレビドラマを除く）。今の流れにおいて、序盤の「IE

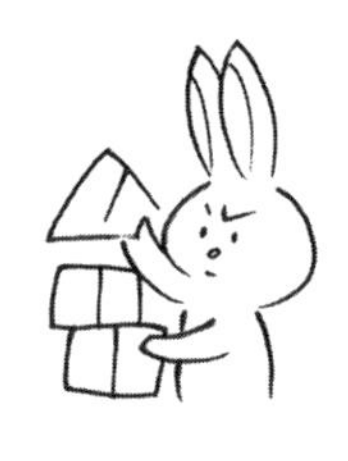

だよ！」は間違いなく診断（しかもスナップ）であるが、その後心エコーをオーダーして疣贅を確認するのも診断であり、血液培養の結果が数日後に得られて菌血症であったと確認することも診断で、抗生剤の感受性を見て起因菌に応じた抗生剤にスイッチしようと判断することも診断である。くり返し。積み重ね。

私は診断医であるから、くり返し行われる記述に安心する。くり返すが私は診断しか行わないタイプの医者である。

足の裏にトゲが刺さった「だけ」の患者に対して、どこでトゲが刺さったのかを聞き出し、そのトゲというのが浜辺で踏みつけた古い木製ボートの切れ端であったとわかった時点で「もしこのあと傷の周囲に痛みや腫れが出たら必ずここに戻ってきなさい」と念を押すこともまた、「診断を積み重ねるための行為」であろう。今の5行は丁寧に読んでほしい。できれば読み直してほしい。「後日、さらに診断を追加するための行為」。それは単なるケガか？　それとも、衛生環境があまりよくなさそうな海水曝露下の創傷で感染を続発する可能性があるのか？「そのタイプの感染は、まれではあるが、後日になって軟部組織感染症に特有の重篤な症状が見られ、再診を余儀なくされる場合がある」としたら、今の段階で患者にかける言葉は？

どこまでは読み過ぎで、どこまでだと読み足りないのか。おそらく、「読み過ぎ」という概念は診断の世界には**存在しない**。あるのはいつだって、読み過ぎるほど読んだあとに、優先順位に応じて絞り込まなかったために、選択肢が過剰に残存してしまった状態のみ。読み過ぎはないが選択肢を増やしすぎでは困る。なぜなら、診断とは情報を切り分けて選択肢を絞り込むための行為でもあるからだ。

患者と会話をする。「どうしましたか」と尋ねて、そこで返ってくる答えを、まずは重要視する。患者が訴えるままの主訴、患者が使うままの語彙によって、思考の分岐が始まる。「なんだか痛いんです」と、「とにかく痛いんです」は違うということを心に留めておく。「なんだかぼんやり痛い」にもかかわらず、患者が救急車を呼んだのはなぜか？ Clinical setting と患者が使う言葉とのズレを敏感に察知する。小さな察知を積み重ねることで「診察室に入ってきたときの第一診断」と、話を聞いた後の診断とが、少しズレていることに気付く。

そのズレと気付きが大切だ。「会話前に思い描いていた病態」と、「会話後に思い描く病態」が違うということ。診断をくり返すことで、診断はどんどん移り変わっていく。

次に、バイタルサインを取り、診察をして理学所見を取る。すなわち、手段を重ねる。診察という行為を積み重ねることにより“察知の小山”が高くなる。また診断がズレる。

「過去にもこのようにして診察室に入ってきた患者が虫垂炎だったなあ」という診察前のざっくりとした見積もりが、微熱、呼吸数増加なし、脈拍正常、血圧ほぼ正常、右下腹部のやや狭い領域を押して離すことでようやく反跳痛を認める、背部叩打痛なし、といった所見の積算によって、修正され、上書き保存される。

保存をするたびに、「ログ」を取っておく医者もいると聞く。時間軸の上で踊るタイプの名医は、自分がどの段階でどのように診断を修正したかを事細かく覚えている。

診察を終えた時点での患者に対する想定を、診断の**検査前確率**と呼ぶことがある。この場合の検査というのは血液検査や画像検査を意味するのだろう。例として「虫垂炎である確率が4割くらい、憩室炎である確率が3割くらい」。これほど明確に数値化されているとは限らないが、医者の頭の中では、確からしい順番に疾病の候補が並んでいる。

ここに、血液生化学検査、エコー、あるいは造影 CT などが順次追加されていく。これらの検査には、（文字通り積み重なった）エビデンスによって、感度・特異度、およびそこから算出される（陽性・陰性）尤度比が示されている。この尤度比を用いて、検査前確率を検査後確率へと修正する。

くり返し、積み重ね、上書き保存される。

ひとつ検査が行われるたびに検査前確率が検査後確率へと変化し、これがまた次の検査に対する検査前確率となり……をくり返して、徐々に尤（もっと）もらしさを高めていくのが、検査の尤度比を用いたベイズ推定方式の診断学である。

病理診断もまた、ベイズ推定方式に沿って行われる診断手法のひとつである……が……ときに**病理より後ろには検査がない**という印象をもって語られる。病理診断こそは最終診断（final diagnosis）であるとされる。病理診断が gold standard であるとされる。病理診断は solitude であれと求められる。

しかし、くり返し、くり返し述べる。

診断は打ち寄せる波である。

であるから、病理診断もまた何度も行われてしかるべきものである。

馬手にどの臨床診断よりも豊富な検査前確率を、弓手にどの臨床検査よりも強力な尤度比を。

その上で行われる病理診断が、臨床診断から連綿と続く診断シークエンスの中で輝く一糸であることは間違いがない。しかし、final diagnosis かどうかはわからない。少なくとも、病理組織診断イコール final diagnosis であるというのは思い上がりである。病理組織診断を**踏まえた** final diagnosis を病理医が下すことは、ある。

このニュアンスの「ズレ」に敏感であってほしい。

診断のズレの積み重ね。移り変わり。くり返されるログを廃棄せずに見直す作業こそが臨床病理検討会（clinico-pathological conference：CPC）であり、reversed CPC[10] であり、「画像・病理対比」である。

ようやく、臨床診断からの俯瞰が終わる。

10）検査データ主体の CPC

さあ、そろそろ病理診断の話をしよう。

第 2 章

病理医トレイル

1 消化管内視鏡医ルート

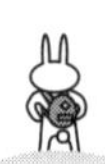

トレイルルート俯瞰

ここに一冊の教科書がある。『専門医のための消化器病学』（第 1 版、医学書院、2005）。監修は小俣政男先生、千葉勉先生。

彼らが寄せた同書の序文に、以下のような文章がある。

> 21 世紀は未曾有の癌発生の時代になると考えられます。その癌の 2/3 以上は消化器関連の臓器から発生します。また難治の炎症性疾患も特に炎症性腸疾患を中心に増加しつつあります

なるほど、**癌と難治性の炎症**。これが消化器専門医にとって（序文に特記するほどに）克己心をくすぐられる大きな障壁なのだ。15 年超が経過した今もこのことは変わらないように思う。

しかし、そのまま目次を進んでみると、食道、胃・十二指腸、小腸・大腸、直腸・肛門、肝臓、胆道、膵臓、各々の大項目のトップは、癌や炎症性腸疾患**ではなく**、ありふれた炎症である。食道ならば（感染性）食道炎と胃食道逆流症（gastro esophageal reflux disease：GERD）がトップ。胃・十二指腸ならば胃炎（同書ではほとんどがピロリ菌に関連する）、胃アニサキス症。小腸・大腸なら感染性腸炎、腸結核、虫垂炎。

序文で取り上げられた癌などの大きな疾病たちは、どの項目においても、後半部にのっそり登場する。別に「出し惜しみをしている」とか、「メインディッシュは後回し」といった理由からではない（たぶん）。

つまりは遭遇頻度の問題だ。癌がいくら注目すべき疾患だからといって、感染性腸炎よりも大腸癌を先に論じることは現場の実感的にあり得なかっ

たのであろう。

かつて、ドラマ『踊る大捜査線』で、深津絵里演じる恩田刑事は、「事件に大きいも小さいもない」と言った。病気も然り。下痢も癌も、いずれも病気。そこに大きいも小さいもない。遭遇頻度の高い下痢を、軽症だからといって軽視してはならない――。

このような議論は現実には**成り立たない**。本当は、疾病には大小があり軽重がある。プロブレムリストには優先順位があり、医療現場には言外のトリアージが存在する。**そんなことはわかった上で**、私たち医者は、疾病の重要・非重要を全て併せ呑んで**網羅する**。片っ端から相手をする。結局は全ての悩みに向き合う。最終的にはリストをしらみつぶしにする。掲載順序などはどうでもいいのだ。遭遇頻度順か、あるいは、なんだか見た目が整う順番であればいい。

……以上のことを、網羅している教科書の目次を見る度に、思う。

先日、地方で開業したばかりの、消化器内科医である友人にプライベートコメントを求めた。曰く、

「癌なんてここではめったに見ません。ひたすら便秘です。便秘便秘便秘。あと胸焼け。そして下痢。たまに腹痛。便秘便秘。便秘を治すとめちゃくちゃ喜ばれます」

だよね。癌なんて、めったに見ない。

病理医は、癌のことばかり考えて暮らしているけれど……。

ふとハードル走のことを考える。

ハードルの厚さは1つあたり7 cm。110 mにハードルが10台。ハードル部分の距離は7×10＝70 cmにすぎない。0.7/110＝0.00636363……。となると、全行程にハードルの占める割合（距離換算）は、0.6％程度でしかないということになる。

量比に基づけば、ハードル走者の労力の大部分（99.4％）は、ハードル

以外の部分に費やされることになる……？

そんなことはあり得ない。ハードルを飛び越えるための助走、踏切、着地、次の跳躍へ向けての体勢確保がある。110 m の間中、ハードルを跳ぶことと横方向に走ること、常に両方同時に考えながらやっていく。「間」の部分で、障害を忘れて全力疾走できるほど甘くはない。たった 0.6％が思考と筋肉を縛る。

あるいは、癌も、炎症性腸疾患も、ハードルのようなものかもしれない。薬剤性腸炎、ピロリ菌に関連しない特殊な胃炎、癌ではないほうのがん[1]。これらはいずれも、便秘や下痢や胸焼けに比べれば遭遇確率は低く、相対的には少数しか経験されない疾患である。にもかかわらず、消化器内科医たちは、これらのマイノリティに対して**病理医までをも駆使しつつ**必死で取り組む。小刻みなピッチでハードルを次々と跳び越えていくたび、臨床医は目の端に病理医を探す。

小俣・千葉、両巨頭が述べた疾病は、どちらも病理医が活躍する「場」である。

蓋然か、偶然か、必然か。──思い出したけれど、病理医の全医師に対する割合は偶然 0.6％である。

消化器内科医たちが患者と接する時間の過半は、カメラを持たずに患者と接することに費やされる。ハイボリュームセンターで朝から晩までカメラしかやっていないような、いわゆる“消化管内視鏡医”もいるにはいるが、あくまで症例集積と分業の結果生まれたサブカテゴリーに過ぎない。患者側から見れば、消化器内科を受診している総時間に占める“カメラの時間”はごく一部だ。

消化器内科の医者と患者が病理医と交錯するのは、**カメラ後**に限られるということを、まずは意識する。病理診断科は検体採取あっての科。カメラが行われず生検も為されなかった患者から、病理診断の依頼は来ない。ここにひとつのバイアスが生じる。

患者は、何らかの症状があって病院に来る。

あるいは、健康診断などをきっかけに、症状がないまま病院に来る。

別の理由で病院にかかってCTなどを撮影し、たまたま消化管病変が目に留まることもある。

さまざまな clinical setting で、**臨床診断を積算した末に**カメラが施行される。**診断のくり返し**がすでに起こっている。そこに、満を持して、強力な陽性尤度比を誇る内視鏡所見により、限局性あるいはびまん性の病変が発見されることで、ベイズ推定の一連はほぼ終盤にたどり着く。令和の消化管内視鏡医は、カメラを通して目視した時点で、最終診断をほとんど完成する。そこにあるのは、がんか、非がんか、特殊炎症か、一般的な炎症か、あるいは非がん・非炎症性の別モノか……。ほとんどの鑑別診断がかなり狭く絞られた状態になっている。

その上で、なお、管腔の内腔側から粘膜に対して鉗子を繰り出し、小指の爪の切りカス程度の組織を採取して、病理医に**違う手段、違う視点からの診断をくり返し**求める。

古今東西必ず行うべしとされてきた病理診断は「終わりの始まり」という印象である。

しかし患者にとって、病理診断は何かを確定させる行為ではあるが、自分の運命そのものを確定させる行為ではない。診断は未来予測だ。これから行われる“対疾病捜査線”の始まりにすぎない。「病理医は全てを知っているが遅すぎる」という格言があるが、もはや100年以上前の病理学に対して当てられた揶揄であり、これを今さら持ち出す人間は病理診断のことを俯瞰できていないなあと思う。病理診断は患者にとっては「(診断という医療プロセスの) 始まりの終わり」を担当する一部分でしかないことを肝に銘じる。「病理診断から始める」。

1) がん：全ての悪性腫瘍。
癌：「上皮性の」悪性腫瘍。「がん」の中でも頻度が高い

実走

病理医として、胃生検を診る。

まずは依頼書を読もう。67歳男性。喫煙歴の記載なし。飲酒歴の記載なし。受診契機の記載なし。ピロリ菌の有無についての情報なし……。氏名からは日本人だろうと思われる（おそらく）。「採取部位」という項目の、「胃」のところにチェックがついている。胃のどのあたりなのかは書かれていない。

「主文」以外に、一切の記載がない。

そういうときこそ、主治医の名前を見る。知っている医師なら、どういうタイミングで生検をしてくるタイプか、基本的に何を見たがっており病理医に何を求めているのかが、だいたいわかる。主治医の名前だけで診断が4割くらい先に進む。

今回は知らない医者であった。この春、新しく赴任してきた医者か。それともバイトに来ている大学の医者か。わからない。少なくともこの医者が「はじめて仕事を頼む病理医」を前にして、この記載でよいと思っているということだけが伝わってくる。胃生検に対して何も考えたことがないよくいる臨床医だ。

ピロリ菌がいるかいないか、萎縮が進んでいるかそうでもないのか、萎縮が進んでいるとしたらどれくらい進んでいるのか、採取部位はどこなのか。それらによって、胃生検で見えてくるものは違う。そういうことをわかっていない主治医。病理を俯瞰したことがない主治医。医療を俯瞰できていない主治医。

そういう医者のほうが多い。そりゃそうだ、私自身を振り返ってみても、他科の「お作法」はほとんど知らないままこうしてのんきに暮らしている。わかり合わずとも、世界が重なる部分でそれなりに礼儀を保つことで、なぜかうまく収まってしまう。それをわかった上でなお、もう少し書き方があるだろう、と思う。

さあ、依頼書の「主文」を読む。

「r/o IIc」とある。他には何も記載されていない。

r/o というのは、rule out の略称だと言われる。すなわち、r/o IIc は、rule out IIc。Would you rule out 〜という姿勢の持ち主なら、そもそももっと依頼書を丁寧に書いてくるだろう。I want to rule out か？　いや、これは命令形だ。「II c を否定しろ」。上から目線。医者の平均。病理医はだいたいそういう医者を相手に診断をする。

IIc という言葉は、消化管領域でどういう意味を持つか。Type 0 − IIc、すなわちゼロ＝ツーシー型病変。癌の肉眼分類のひとつである。消化器でしか用いない表現だ。整形外科も循環器外科も、IIc という言葉にそういう意味を込めて使うことはない。でも、誰もが知っていなければいけない表現であるとされる。

Type 0 − II c は、比較的早期の癌が粘膜面でうっすらと陥凹を来たしていることを指す専門用語である。癌以外では IIc という呼び方はしない[2)]。すなわち、IIc と書いた時点で、それは癌であるという情報を内包している。使用例を示そう。「こないだの、IIc が 3 つあった人、オペ前に循内にもう一度かけてもらっていいですか」。以上を丁寧に説明するとこうなる。「こないだの、表面陥凹型癌が 3 つあった人、手術の前に心機能の評価をもう一度やってほしいので、循環器内科の外来に紹介して診てもらっていいですか」。このように専門用語を用いることで、1 行くらいは省略することができる。病院にはこういう作法が無限にある。

あらためて、「r/o IIc」という表現を丁寧にひらく。

「上部消化管内視鏡検査を施行したところ、胃で、表面陥凹型の病変が目に留まりました。限局した陥凹であり、周囲に同様の模様が認められないことも考慮すると 0 − IIc 型の癌の可能性がありますが、私は良性の陥凹なのではないかと思っています。でもまあ癌だと困るので、念のため、rule out するために生検をしましたので細胞を見てください。いつもすみません。どうぞよろしくお願いします」

2）なお、大腸だと癌ではなく腺腫であっても IIc という表現を用いる。何事にも例外はある

こんな長文を毎回カルテにバカスカ打ち込んでいる医者がいたらそれはそれでキモい。「r/o IIc」の一言からここまで読み解くのは病理医の給料に含まれている仕事である。

しかし……「よろしく！」のひと言くらい、書いておいてくれてもいいじゃないか、とは思う。

さて、診断を始める。

プレパラートを手に取る。ラベルをみて、バーコードがあるならばそれをスキャンすることで依頼書とプレパラートの患者とが同一であることを確認できる。抜かりなく取り違え防止。プレパラートを顕微鏡に置く前に、ほとんど無意識にガラスを肉眼で眺めて、小さな生検検体の個数を確認する。2個見える。依頼書を読む。「検体数：2個」と書いてある（書いていないこともあるが）。ここでズレがあったら、検体の取り違えか、あるいはパラフィンに包埋した微小な検体を臨床検査技師がきちんと薄切し切っていないことを疑わなければいけない。パラフィンというロウに埋め込んだ微小な検体を、かんなのオバケみたいなミクロトームで4μmの切片に薄切するとき、「面出し」を行う。シャッシャッ、何度か削って、検体の一番いいところがプレパラートに出てくるように面出しする作業は職人技だ。しかし、職人も、何万件、何十万件と削っていれば時折間違うことがある。猿が木から落ち、上手の手から水が漏れ、パラフィン内に未薄切の検体を残す。せっかく検体を採取しても、プレパラート上に顕現されなければ病理医は細胞評価なんてできない。採取個数とプレパラート上の検体数をきちんと確認をしよう。せっかく患者の胃を2回つまんだのに、1個しか顕微鏡で見なかったら、それは**ミス**である。

ということを0.1秒くらいで考えてから、プレパラートを顕微鏡のステージに置く。ステージというのは比喩ではなく、実際にプレパラートを置く場所の名称なのだが、時に、比喩だよな、と感じる。

主治医の依頼書のショボさや検体数の確認などの、病理診断に至る前のピットフォールについては、デジタルパソロジー[3]によってかなりうまく対処することができるようになる。現在このシステムは現場では未実装だが、将来的には、上記のウダウダ1,000文字分くらいは気にしなくてよいことになる。

けれども、例えば自院だけではなくて関連病院から送られてくるプレパラートの診断を行うとか、他院で診断されたプレパラートを見てくれとコンサルテーションを依頼[4]される立ち位置だと、全てをWSI[5]に頼るわけにもいかず、顕微鏡を使わないといけない。日本全国全ての病院がデジタルパソロジーになり、5G回線下で高速で大容量データのやりとりができる時代が来ない限り、顕微鏡を使う機会はある一定数以下には減らない。理想と現実とは、いつもテクノロジーの均霑化率(きんてんかりつ)によって隔てられてしまう。手段が複数になれば、それだけヒヤリハットの機会も増える。細やかさが求められる。がさつな私の背筋が伸びる。

閑話休題。

生検2個。まずは最弱拡大（さいじゃっかくだいと読む)、「対物レンズ2×」で標本の全体像を見る。

顕微鏡には、レンズがいっぱい搭載されている。2×、4×、10×、20×、40×、60×。接眼レンズの10倍を積算したものが「倍率」なので、対物レンズ2×を使えば実際には細胞は20倍に拡大されて見える。この倍率というのもあくまで顕微鏡での表現であり、デジタル化すると尺度が変わってしまうので、いずれは死語になるだろう。

さておき、まずは2×からだ。最弱拡大ではだいたい次のようなことがわかる。

「2材中1材には高度の萎縮と腸上皮化生がある。もう1材には胃底腺

3）プレパラートをデジタルで取り込み、パソコンの画面上で診断をするシステム
4）ある程度育った病理医はお互いにコンサルテーションしあう風習がある
5）WSI：whole slide imaging；プレパラートを全部取り込むシステム

粘膜が残っているが、炎症があり、ピロリ菌がいそうである。癌はない」

これで診断は99.99％終わる。あとは、より強拡大のレンズを用いて確認をするだけだ。本当に癌がないことを念押しするための強拡大。残り0.01％を詰めるために、他の5本のレンズのいくつかを使う。

最弱拡大で、ほとんどの胃生検の病理診断は終わる。念のため申し述べておく。これは別に、私が超の付くレベルの達人病理医であるという話**ではない**。ごく普通の病理医のやっていることを、忠実に再現しただけである。

すごいと思う？　だとしたら、あなたはダマされています。

だって、主治医も胃カメラをのぞいて生検をしようと思った時点で、99％の診断は終えているのだ。「r/o IIc」と書いている以上、IIcすなわち癌は「否定すべき項目」であって、癌の確率が高いとは思っていない。あくまで念のため、癌だったらいやだから、生検したに過ぎない。

そうやって採取された生検標本に、私が最弱拡大で診断に上乗せしたのは、99.99％－99％＝0.99％。たったそれだけである。臨床医より後に出てきて診断をくり返すというのはそういうことである。病理診断とはそういうものである。

くり返し、積み重ねの**末**にやってくる胃生検病理診断は、黙って臨床診断に賛同しておけば、99％は外さない。

その上で、誰かが1％の涙をこぼさないために、病理医がいる。その1％のうち、0.99％は最弱拡大で確定し、さらにその先に強拡大ワールドが存在する。

最弱拡大での診断をもう少し細かく語ろう。

まず、主治医が書いた数少ない情報「r/o IIc」を心に刻め！　IIc、すなわち陥凹。臨床医はこの病変を「へこんでいる」と見た。だからもし、最弱拡大で見た胃粘膜が、いつもは盛り上がっているときに見られるパターンの形状だったら、その時点で自分の脳内に配備しているセコムとALSOKと中央警備保障のガードマンが全員アラームを鳴らす。

「おい、陥凹っつって採られてきた標本なのに、これ、隆起のときの見え方じゃね!?」

このアラームがない病理医は誤診をしやすいと思う。**言語化しているかどうかはともかく**、最弱拡大で「あれっ!?　これIIcっぽくないな!?」と**感じられるかどうか**は、病理医として必要な資質であり、重点的に訓練して身につけるべき素養である。

当たり前のことを言う。最弱拡大では、ミクロの構造ひとつひとつなんて見えない。核膜の厚さがどうか、核小体がどうなっているか、細胞質に顆粒があるかないかというようなことはまずわからない。ピロリ菌だって見えない。

けれども、ヘマトキシリンで青紫色に染まる核の個数と密度によって「標本全体がぼやっと青っぽいのか、それとも赤っぽいのか」というようなことは十分わかるし、腺窩上皮や腸上皮化生粘膜のときの若干白っぽい雰囲気と、胃の固有腺が示す赤系統の雰囲気とどちらが強いのかというようなことは感じられる。もっと言えば、「赤みがかった粘膜の中に時折白みが混じるような粘膜で、随所に炎症細胞由来の青紫みがあり、腸上皮化生の独特のアワアワした雰囲気が見てとれない雰囲気なので、おそらくピロリ菌が表層に存在するであろう」くらいのことは、最弱拡大で日常的に読める。

「最弱拡大で、アーキテクチャ（構造）は見えない。しかし、テクスチャ（肌触り）は感じ取れる」

これがとても大事だ。病理医が継続的に病理診断をする上で、おそらく、最重要な技術であり、かつ、教科書には書いていない。「肌触りを書ける人」はほとんどいないからだ[6]。

6）内科医の國松淳和先生（南多摩病院）は最近これをやろうとしているようだ

病理を始めて間もない人は、テクスチャが読めない。病理医をやって5年くらい経つとテクスチャが読めるようになり、診断のスピードが上がる。余談だが、AIはアーキテクチャよりもテクスチャを読むほうが得意であるため、直感的な診断が人間より優れているが、病態の奥に存在しているアーキテクチュアルな異常を言語化するのがへたくそであり、「形態学的な研究のタネを蒔く」という病理医の大切な仕事の一角を担うことが難しいだろうなと思う。

さて、r/o IIcの生検の最弱拡大で、「ああこれは確かにへこんでいるときのテクスチャだな。たぶんピロリ菌に伴う萎縮性胃炎だろうな」までを0.01秒で読んだら、次の0.1秒くらいで癌が存在するときのテクスチャを探す。最弱拡大のままで。

もし、胃癌、特に高分化型管状腺癌というタイプの癌があれば、最弱拡大の時点で、**検体の表面のどこか一部分が青紫っぽく見え、まわりの白っぽい部分と比べて、そこがテクスチャとして際立つことがある。**

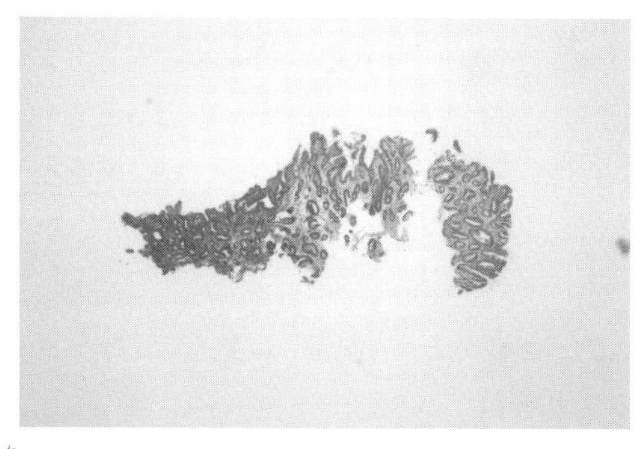

0.1秒で癌を疑うテクスチャの例

癌の部分では、腺密度が上昇し、核・細胞膜（nuclear / cytoplasm：N/C）比が高く、単位面積あたりの核密度も高い。青紫色に染色される核が通常よりも密度高く観察されれば、結果的にその部分は**青紫っぽく**見える。

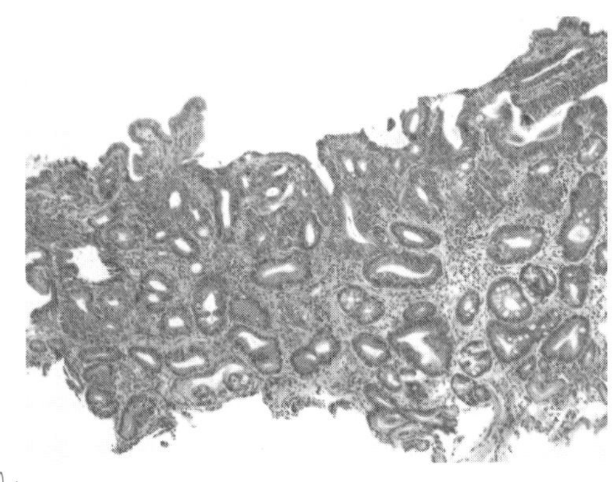

癌部：青紫っぽい

そして、ここからが本当に重要なポイントなのだけれど、高分化型管状腺癌は、萎縮のある程度進んだ胃に出現しやすい。すなわち高分化型管状腺癌の**周囲の粘膜**は高確率で萎縮粘膜である。固有腺が失われつつあり、固有腺の染色色調である赤っぽさを失っていて、普通の粘膜に比べると相対的に**白みが増している**。

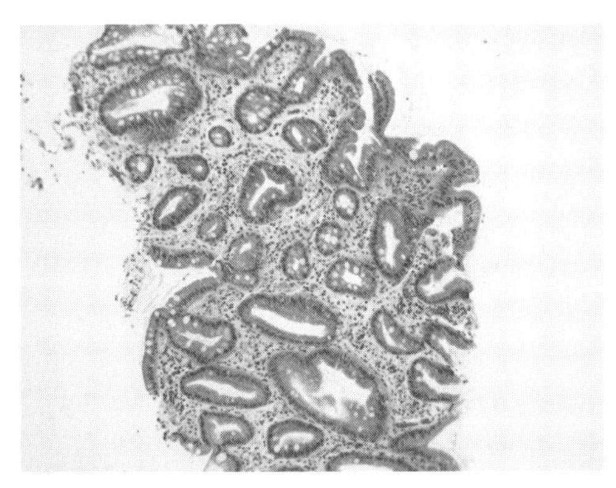

萎縮粘膜：白っぽい

すなわち、萎縮を背景に高分化型管状腺癌が見られるとき、HE 染色の最弱拡大像が**白地に青紫の図**のパターンになる。地・図の両方を読む。これがミクロ像・最弱拡大の真髄である。癌の腺管だけを拡大しがちになる強拡大の検討をする前に、**地**を読む。

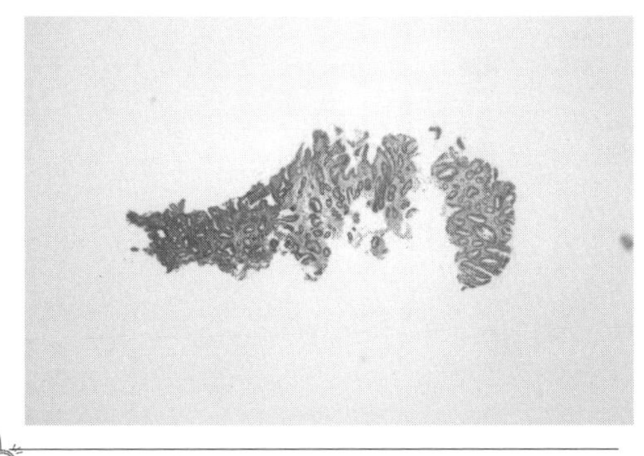

再掲（p.058）：白地に青紫の図で癌を疑う

次に、胃癌の中でも、印環細胞癌というタイプの癌がある場合は、そもそも地・図両方のテクスチャが全く異なるということを知ろう。

近年のピロリ菌感染率を考慮して述べると、今時見つかる印環細胞癌の大半は、腺窩上皮型（MUC5AC陽性型）の細胞質内粘液を持つ。これをすごくざっくり説明すると、「印環細胞癌は白っぽい」となる。同じ癌でも高分化型のときとはテクスチャが異なる。

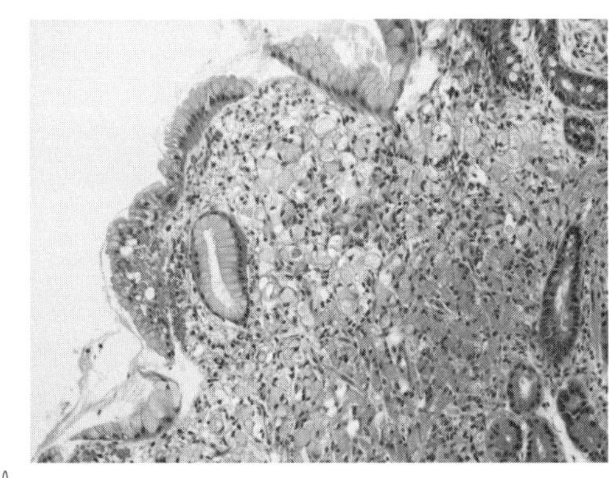

印環細胞癌：白っぽい

では、「地」はどうか？

印環細胞癌が発見される場所は比較的萎縮の少ない胃底腺粘膜領域のことが多い。ここでは固有腺の主細胞がやや青紫よりに、壁細胞がやや赤紫よりに染色される。全体としては赤っぽく見える。

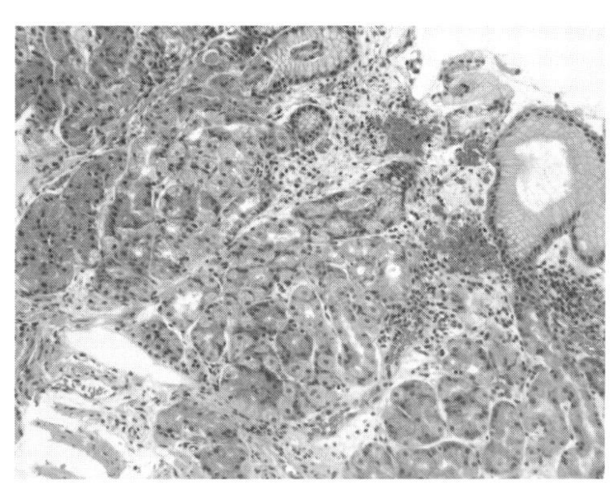

胃底腺粘膜：赤っぽい

このような印環細胞癌は最弱拡大で、**赤地に白の図**というパターンに見える。

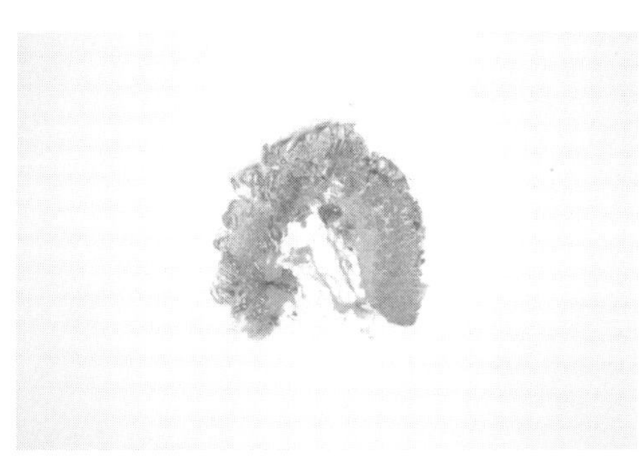

0.1 秒で印環細胞癌を疑うテクスチャ

先ほどの高分化型管状腺癌（白地に青紫の図）とまるで違うことがわかるだろう。

私は別にこのようなテクスチャ診断をスピード重視でやっているのではない。最弱拡大で癌とわかっても、そこで診断を終えるわけではなく、必ず拡大を上げる。スナップで仮説を立てたらすかさず確認作業をする。くり返し。積み重ね。最弱拡大でいかに読めるかを競っても仕方がない。ただ速さを求めてやっているのではない。では、なぜ今のような説明をしたかというと、人間の脳がまずスナップで仮説を立てるものだということを意識してもらいたいからだ。

テクスチャで素早く仮説を立てるプロセスは、5年も現場で働けば勝手に身につく。病理診断医の人生は平均で35年くらいだから、序盤でこういうやり方が手に入るということだ。このことに自覚的でありたい。**無意識に動く脳を意識的に動かす**ために、視覚の肌触り（テクスチャ）に理屈を添える。

無意識の領域まで訓練すると言うとドン引きする人もいる。しかし、野球選手が素振りを繰り返す先にあるのは、バットが自然に出てくる状態だ。サッカー選手がリフティングを繰り返す先にあるのも、足が勝手にトラップ・キックする状態であろう。病理医はヒマさえあれば本を読んで顕微鏡を覗いて照らし合わせを行う。その先にあるのは、脳が勝手に手や目と連動する状態である。ただし、スポーツと異なるのは、**「脳が勝手に診断する」ことがあまりいいことではない**（と私が思っている）ことだ。できればそのメカニズムは言語化しておきたい。

最初は、アトラスと首っ引きで、顕微鏡で見た細胞の異常をひたすら「絵合わせ」していく。外科医がサンダルに結び付けた糸を時間を見つけては外科結びするように、病理医はヒマさえあれば本を読んで顕微鏡を覗いて照らし合わせを行う。特に、癌については必死で学ぶことになる。その一方で、背景粘膜まではなかなか勉強が追いつかないものだ。けれども回数を重ねているうちに、だんだん、背景のテクスチャを、**言語化しないままに**自分が判断の要件に加えていることに気付く。……気付かないこともあるが、できれば気付こう。気付いてほしい。

　そしてあるとき、**標本を隅から隅まで見る**ことが、思いの外ヒト病理医にとって、重要だということがストンと腑に落ちる。自分の無意識が、癌の周囲にあるもの全てを含めて標本を**診ている**のだということがわかる。

「ああ、これが、言語化できない部分も含めて診断するということなんだ！　そうか、わかった、わかりました！」

　まるで、火の鳥を背景に我王が笑うような情景を体感できる。できないこともあるが、できれば体感しよう。体感できたらこっちのものだ。

　4型スキルス胃癌を全てmappingすることに何の意味があるんだよ、とブツブツ文句を言っていた人が、あるときを境に突然プレパラートを細かく全スキャンするモードに入る。どこかの時点で、くまなく見ることが苦痛ではなくなる。そうなると、病理医として生きていることが楽しくて仕方がなくなる。

　脳を全開で使うためにどういう訓練をすればいいのかが見え、実際にその訓練を積んだ先でどれくらい**脳で遊べるかがわかる**と、うれしくてうれしくてたまらないのだ。

　疫学的な傾向に基づいたパターン認識。

　背景との差異によって際立ってくる異常。

　このようなパターンに沿わない病理像を示す癌は、わずかしかない。**そのわずかにこそ気を配れ**！　ニッチを見落とすな！　例外のほうを個別に、大切にdealする。どんなまれな病態も、誤診を引き起こしかねない難解な組織診断も。

　難しいほうに気を配るためには、それ以外の大半を、最弱拡大のパターン認識で、文字通り、スナップ・ダイアグノーシスしておくと便利である。限りある時間、限りある脳。毎回全力でぶん回していては、脳が骨折してしまう。そうならないための最弱拡大。そうならないためのパターン認識。

　でも、最弱拡大だけで満足してはいけない。あたかも臨床医がやるように、診断を**くり返す**。強拡大で所見を積み重ねる。ベイズのやり方を、最後まで貫き通す。**診断はくり返すべきもの**なのだということをきちんと思い出してほしい。最弱拡大でほとんど確定はするけれど、それでも強拡大に移る。これこそ病理医の矜持。弱拡大のパターンを脳に叩き込み、強拡大の細胞を幾度も幾度も頭に入れていく。ここまでが初級〜中級である。

以下に示すは上級編だ。あまり一般化したくないけれども、以下のような込み入ったテクスチャの末に発見される胃癌もある。

主治医：最近はNBI拡大内視鏡を使って高分化型管状腺癌のほとんどを生検せずに確定診断してしまうタイプの、仲の良い内視鏡医

依頼書の主文：「萎縮の進んだ胃の、腺境界部付近よりやや萎縮側。分化型の可能性を否定できない。よろしくお願いします」

生検場所：胃体中部小弯

このような clinical setting（＝pathological background）で、**最弱拡大の第一印象が「白地」だった場合。**

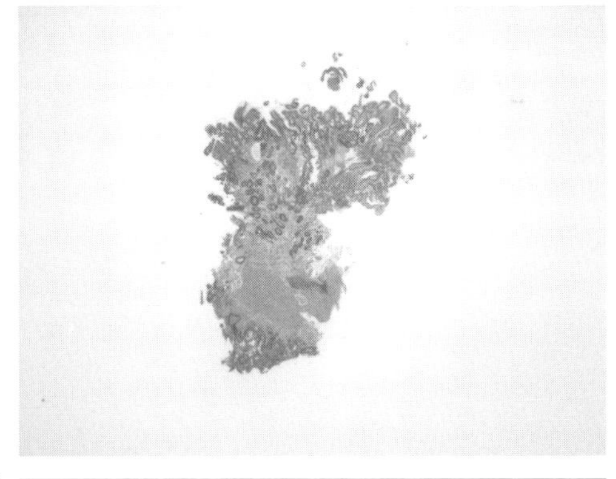

ドキッとする

私の脳内には激しくアラートが鳴り響く。

「もしかしたら、高〜中分化型の手繋ぎ・横ばい型胃癌が、わずかに採取されているかもしれない。腸上皮化生っぽく見える部分が本当に腸上皮化生かどうかを確認するために、めちゃくちゃ丁寧に顕微鏡を見よう」。ここまで0.01秒。極めて大事な0.01秒。

何を言っているのかわからなくてもいい。でも、消化管専門病理医はこのような発想を抱えて、胃生検を**診て**いる。**ただアトラスを覚えて細胞を見るだけなら学生でもできる**。細胞を経由して患者を診ることができて、はじめて病理診断と言える。

先の写真は、拡大してきちんと観察すると一部に癌を見いだせる。ただ、最弱拡大でその癌に**理屈込みで**気付くのはかなり難しい。臨床医の性格、生検時の状況を加味した上で、この白地の粘膜を生検してきたという**状況**がヤバいのだ。なんか癌がありそうに感じられる。そして実際に癌はある。

さて……。

病理診断医にもさまざまなサブスペシャリティが存在する。たいていの病理医は、自分の縁が結んでくれた領域を専門にする。

消化管を専門としていない病理医は、胃生検を見るときにはこのような複雑な思考をしない。いちいちここまで考えていられないからだ。

だが、肝臓専門なら肝臓を、軟部腫瘍専門なら軟部腫瘍を。自分の専門とする領域においては、同じように複雑な0.01秒の末に、専門的なスナップ仮説形成を行ってくり返しの俎上に載せていく。

では、消化管非専門病理医の胃生検の診断精度は下がるのか？

皮膚科で50年勤めた人がお産をとれるかというと、それはなんとなく無理かなと思う。同じように、肝生検ばかり診ている病理医が胃生検をすると誤診が増えるだろうか？

必ずしもそうではない。正診率はさほど下がらない。
あらゆる病理医は自分の専門とする臓器か否かにかかわらず、汎用的なワザを用いて、確度の高い病理診断を行うことができる。
そのワザとは何か？

そこにある細胞全てを、**強拡大できちんと見ること。**
構造異型と核異型を観察範囲全てにおいて丁寧に見ること。

ああ……ようやく。ようやく、**構造異型と核異型を見るのが病理医の仕事**という、本来の組織病理学教科書っぽいことを書けた。

そもそも消化管専門病理医とは、消化管内視鏡医がこれまでくり返してきた**臨床診断のシークエンス**[7)]をそのまま引き受けることができる病理医のことである。**内視鏡医を自分に憑依させて病理診断を行う**イメージだ。

臨床診断を十全に利用して病理診断を行うことは、例えて言うならば、スキージャンプで助走を長めにとるのと同じような効果がある。飛距離を格段に稼げる。しかも、細かいところまで注意を払えるから飛型点がよくなるし、臨床医がどのような答えを欲しがっているかがわかるから、テレマークもきれいに決まる。
でも、消化管にさほど詳しくないまま働いている病理医のほうが多い。これは、助走が足りないままスキージャンプを求められているようなものだ。じゃあ飛べないか、というと……。
標本全部をきちんと見て、細胞異型をきちんと見ることで、病理医の背中には羽が生えてくるのである。
自分で羽ばたかなければいけない分、早く遠くに飛ぶことはできない。でも、ゆっくり、じっくり、コツコツやれば、結果的に同じくらいの飛距離を稼ぐことができる。

誤解を恐れずに言う。

大半の病理医が、細胞しか見ない仕事をしている**ように思われている**のは、臨床情報が一切わからない、あるいは教えてもらっても難しくて解釈できない臨床領域と対峙するにあたり、細胞異型・核異型をきちんと見ること**さえやっていれば**、ほとんどの科の臨床医を相手に「飛んで結果を出すところまではできる」からである。

細胞の所見というのは、それくらい汎用できる武器だ。ただし、細胞しか見ないよりも、**細胞以外も見る**ことができたほうが、はるかに効率よく、はるかにエレガントに、**診る**ことができる。ほとんどの病理医は、自分の中でこっそりと鍛えた**得意な領域**があり、その領域に関しては、ただ細胞を見るよりもはるかに遠くまできれいに美しく見通すことができている。

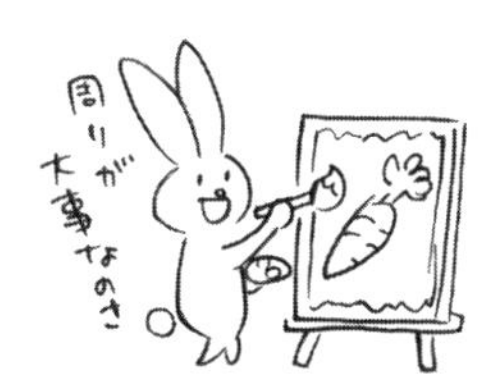

7）内視鏡所見を読んだり、背景因子を検討したりする臨床医の思考回路

2 消化管外科医ルート

トレイルルート俯瞰

ある論文の話をする[8]。

著者は九州大学病院別府病院外科、三森功士教授。九大病院の副院長だ(2020年8月4日時点)。ウェブサイトを拝見する限りでは、microRNAやliquid biopsy方面の研究をされている先生であり、かつ、癌細胞の遺伝子学的な多様性により進行癌が化学療法に抵抗性を示すというメカニズムなどについて精力的に研究されているようである。

三森論文は、近年私が読んだ中で最も興味を惹かれた論説のひとつである。「なぜ、癌が強靱な疾病であり続けるのか」を非常によく説明した**仮説**と、それが想起されるきっかけとなった研究の数々が載っている。機会があればぜひ一読してほしい。あなたの腫瘍学に対する見識を広げてくれること請け合いである。

さて、「仮説」の話をしよう。科学を修める我々からすると、なにやら頼りなく思える言葉だ。

医学のとば口に立つ人は、たいてい、現在完了形のデータ、すなわち「積み上がったエビデンス」から演繹的に思考することに心を奪われがちである。また、日常的に遭遇する症例から、帰納的に法則を抽出しようとも試みる。

しかし、科学を追究していくうちに、論理学の二本柱とされる演繹と帰納だけでは、科学的思考がうまく進みにくいし、新しいものが見えてきづらい、ということに気付き始める。

そして、次第に、「仮説」という言葉自体を再評価することになる。前提から必然的に導かれる結論を演繹することも、すでにあるデータをじわじわ拡張しながら新たな推論を帰納することも科学なのだが、これら以上に、**優れた仮説を立てられること**も医療および医学研究においては重要なのだということがだんだんわかってくる。

ここから、論理的な思考、あるいは論理学についての俯瞰を試みる。ただし私は医者であり、医学者であり、西洋医学的な科学に最も興味がある者であるから、これからお話しする論理学についてはあくまで医科学への応用を前提とした捉え方で語る。私よりもはるかに論理や哲学をよく修める人が以下を読むと「おやっ、それは不正確では？」と思う箇所が散見されるかもしれない。なるべく丁寧に書くが、実践的な医療哲学を模索しているという本項の趣旨をご理解いただきたい。もちろんご批判は歓迎する。

本項の土台として、米盛裕二先生の著書をひもときたい。米盛先生は、『パースの記号学』（勁草書房、1981）を著し、チャールズ・サンダース・パースを日本に紹介した哲学者として有名であるが、今回取り上げるのはこの本ではなく、彼が亡くなる前年に上梓した『アブダクション　仮説と発見の論理』（勁草書房、2007）のほうだ。こちらも前者と同様、基本的にはパースの著作を検討する内容である。以下、後者を単に『アブダクション』と呼称する。

米盛先生によれば、パースは論理学者、さらには科学哲学者である。日本語版 Wikipedia でパースの項目を探すと、「プラグマティズム（実用主義）の創始者」という記載が目を引く。英語版 Wikipedia を見てみると、logic、mathematics、philosophy、scientific methodology、semiotics そして founding of pragmatism に功績を残したとある。論理学、数学、哲学、科学方法論、記号論、そして最後にプラグマティズム。思った以上に応用科学と関わりがありそうな哲学者だなあ、という印象を受ける。それもそのは

8）「大腸癌における腫瘍内 heterogeneity と進化―変異による腫瘍内多様性の意義は？―」（病理と臨床 36: 1052-1058, 2018）

ず、パースは30年間ほど科学者として働いていたのだという。

私が最近知ったばかりのことを恥をさらしつつ書くけれど、私はそもそも哲学と科学は同じ根から発生したが、途中からきっぱり分かれたものだとばかり思っていた。しかし、最近の哲学者も普通に科学・技術を活用している。イデアを語る上で脳科学の最新知見を参考にしていたりする[9]し、ツイッターを活用しながらドゥルーズを解釈していたりもする[10]。哲学者なんてのはブンガクの極北にいるんでしょ、みたいな私のイメージはそうとう貧困だった。赤面である。

『アブダクション』によれば、パースは、科学的で論理的な思考――これを単に「推論」と呼ぶことが許される――において、一般に知られている演繹、帰納の他に、**第三の推論手段であるアブダクション**があると唱えた。そもそも演繹とか帰納という言葉自体がなんとなく私にとってはフワフワと居所のない小難しい言葉であるが、ここをきちんと説明し、推論あるいは論理というものをしっかり整理して今後の著述に備えたい。そもそも病理学 pathology という言葉の由来は pathos の logos である。ならば病理学を考える上では、logic とどこかできちんと向き合う必要があるのは当たり前のことではないか。

まず、推論というのを最もカンタンに説明すると、このような図が書ける。図と呼ぶのもおこがましいくらいだけれど……。

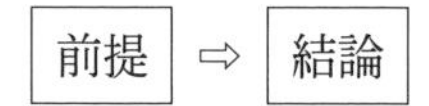

ここで、前提とは“あらかじめ与えられてある知識や情報やデータのこと”[11]。

結論とは“知識や情報やデータを論拠にして下される判断のこと”。

よりシンプルに書くと、

- 前提とは「既知のデータ」

●結論とは「未知の知識」

となる。

したがって、推論とは、

既知のデータ ⇨（導く）⇨ 未知の知識

既知から未知を導くこと、と定義できる。ここまではわりと単純だ。

その上で、推論にはいくつかの方式があるということをまじめに掘り下げていこう。「→」の部分を深めるということである。

代表的な導き方のひとつが、演繹（的推論）である。

既知のデータ ⇨ そこから**必然的に**導かれる ⇨ 未知の知識

これが演繹である。キーワードは「必然」だな、と納得してほしい。

『アブダクション』によれば、演繹とは、

“推論の形式（前提と結論の間に成り立つ論理的形式）のみによって真なる前提から必然的に真なる結論が導かれるという優れた特性”

をもつ。

必然で、形式がきちんとしていて、観測者ごとにブレがない**厳密な推論**。こうやって書くと、演繹こそがいかにも「科学！」という感じがする。

感じがするというか、演繹のことを詳しく考えると、どうやら私たちが日頃から「科学的な思考」と呼んでいるものの大半は演繹的思考なのではないかと思えてくる。「その結論は前提から導けないじゃないか！」とか、

9）『なぜ私は一続きの私であるのか』（兼本浩祐 著、講談社、2018）

10）『意味がない無意味』（千葉雅也 著、河出書房新社、2018）

11）以下、本項においてのダブルクオーテーション内は全て『アブダクション』からの引用。傍点は私による

「因果関係と相関関係をごっちゃにするな！」とか、「三段論法っぽく言ってるけどそれ飛躍してるだろ！」的なツイッターでのいじめ……じゃなかった、論理で相手を殴るような行為は、演繹が正しくできていないことをなじっているように見える。「その前提から本当にその結論が導けるかどうか」は、第三者によって論理的に検証することができるため、ツッコミの標的になりやすい。

では、よく演繹と並び称される「帰納」とは何か。こちらは、実は演繹ほど厳密な推論にはならない。ただし、厳密ではないからこそ価値があるとも言える。

既知のデータ　⇨　そこから**蓋然的に**導かれる　⇨　未知の知識

これが帰納だ。既知のデータとして、少数のデータ、もしくは限られたデータを扱い、そこから普遍的な法則が導かれる**のではないか**と、すなわち**部分から全体へ、特殊から普遍へと、知識を拡張していく作業**のことを指す。

演繹は絶対的な真から絶対的な真を掘り出す作業だ。全体から部分へと迫っていく。これに対し、帰納は少数の真から普遍的な真へと拡張を試みる。『アブダクション』には以下のように記載されている。

> （帰納とは）“前提から論理的に誘導されるわけではないが、前提に対してなんらかの確からしさをもつと考えられる主張を前提から結論として引き出す操作”。

このあと米盛先生も文中で指摘しているのだが、純粋な論理学の分野では「帰納は、演繹に比べると必然性が弱く、蓋然性に依拠している」とされる。つまり、帰納は演繹ほど強固な論理性を持たない。しかしその一方で、帰納は知識を拡張する役割を持つため、科学的方法において重要な働きを持つ。例えば臨床医学において、ケースレポートやケースシリーズから普遍的な法則を見いだそうとする研究は、帰納的推論を行うことに似ている。例を2つ挙げよう。

【例1】
「顕微鏡で肺胞上皮の核内に大型の封入体を見いだしたとき、抗 Cytomegalovirus（CMV）免疫染色を行うと高確率で陽性像が得られる」という命題について。

ある症例で、肺胞上皮の核内封入体は抗 CMV 免疫染色陽性を示した（既知）。**だからこれからも**、肺胞上皮の核内封入体は抗 CMV 免疫染色陽性となるだろう（未知を推論）。

これは帰納的推論だ。「何を当たり前のことを……」と思われるかもしれないが「昨日、ある免疫染色をある病態に対して行ったら、陽性だった。明日もきっとそうだろう」という推論や、「他施設がある免疫染色をある病態に対して行ったら陽性だった。自施設でやってもきっとそうだろう」という推論は蓋然的であり、必然ではない。私自身、経験的にも、実践的にも、「そうだろう」が「そうに違いない」に高められるためには、確固たる証拠がいくつも必要だという感覚がある。

臨床の一例というのは、過去に出会った症例と比べてみると、共通点と相違点のカタマリである。この中から、未来にわたって普遍的に使える診断の手がかりを探し、普遍的な診断論として拡張していく作業は、医学の発展に不可欠であり、同時に日常診療の中にも知らず知らずのうちに導入されまくっている。つまり医療は帰納まみれだ。

【例2】
「CRP の値が非常に高く、細菌感染が存在した」というある一例の経験（既知）から、帰納的に「今後も、CRPが高値な患者には細菌感染がある」と推論してよいか？

皆さんもおそらくご存じだろうが、CRPというのは細菌感染に対する特異的なマーカーでは全くない。CRPが意味するのは「全身に炎症がある状態」だけであって[12)]、それが感染症であるとは限らない。

したがって、CRPが高い細菌感染例があったという一例（既知のデータ）から、帰納的に、今後もCRP高値症例は細菌感染を意味すると結論付けるのは無理がある。

余談だが、細菌感染があるという事実から演繹的にCRP高値を導き出すこともできない。**矢印を逆にしてもうまくいかない**。

CRPを見る以前に、患者のバイタルサインをはじめとする全身状態、呼吸器症状や尿所見などの症状・身体所見、そしてCRP以外の血液データや画像所見などを複雑に組み合わせてはじめて、「CRPが非常に高い一例で、あるひとつの病態（例えば感染症）が背景に存在した」という事実が立ち上がってくる。このとき、clinicalに、あるいは水面下でsubclinicalに進行している**であろう**ストーリーを丁寧に追いかけてみると、そもそもCRPを前提に据えたことがおかしいということに気付く。結論として「細菌感染状態」を設定することには臨床的意義があるが、CRPから蓋然や必然の矢印を引こうとしても、たどり着けない。

おわかりだろうか。「CRP高値」と「細菌感染」という**2項目を選ぶと**、帰納的（蓋然的）に何かを推論することが難しい。演繹的（必然的）な論理思考も成り立ちようがない。すなわち、臨床現場のクエスチョンの立て方によっては、演繹や帰納をそのまま用いようと思っても、なかなか結論が類推できないのである。

実際の医療における判断は、ここで例示したものよりもはるかに複雑な思考過程を求められる。必然で導かれる演繹とか、蓋然を探る帰納とかいう言葉は、医療においてはそのままスッとマッチしないことのほうが多い。それこそ論理学者でもない限り、医者の思考様式を演繹と帰納で説明するのは難しい。

だからこそ、（私も含めて）多くの医療者は、自分はいつも論理的に仕事をしているとうそぶきながらも、論理学の本丸の人たちが用いる演繹とか帰納という単語を見かけるとどこかうんざりとして、理解が及びきらない感覚[13]を覚えるのだろう。

特に、演繹は日常診療における思考の軸にうまく据えられない。必然的に導かれる事実は、世の中の誰かがすでに考え付いて証明まで終えているものであり、医療現場という常に新たな、オリジナルの、一期一会の問題が提起される場には、演繹的にズバッと解決できる疑問なんてほとんど残っていないのだ。そのようなある種自明のクエスチョンは、医者の手元に来る前になんらかの機械化・自動化によって結論が出ていることがほとんどである。例えば肝機能検査における Fib4 インデックスなどは、**誰が計算してもいっしょなのだから**、電子カルテに組み込んでおけばいちいち医者が計算しなくてもよい。

「必然的な理屈により導かれるが、難度が高いために、なかなか演繹的に導けないような命題」というのは、医療現場にはどれほど存在するだろうか？

あまり思い浮かばない。

そもそも、演繹思考を極めることがそのまま仕事になる人自体が世の中にはそう多くない。今パッと考え付いたのは数学者。未解決問題を証明する数学者の論文は、査読に何年もかかるくらい難解だというが、論理の大半は必然の積み重ねによって組み立てられている（蓋然では証明にならな

12）『不明熱・不明炎症レジデントマニュアル』（早川格 著、國松淳和 編集、医学書院、pp.39-41、2020）

13）「俺は論理学がよくわかる」という医学生や研修医がいたら（いるでしょうね）、ごめんなさい

いだろう)。前提から結論までの矢印の数があまりに多いために、常人の演繹力ではとても処理できないが、いったん証明された解法をみると、部分は全て必然の矢印によって結び付けられている。

医療現場では、演繹を用いるような命題は基本的にルーティン化、ガイドライン化、すなわち自動化されていることがほとんどだ。ベッドサイドで新たに演繹しなければいけない問題はあまり存在しない。

ところで、指導医が研修医の演繹力が足りないと判断したときに、「何をもたもたしてるんだ！　このデータが出たら、こう行動するのは**当たり前だろう**！」みたいな怒声を上げることがある。しかしその「当たり前」をよく考えてみると、指導医にとってはさも容易に導かれるように思えるような推論も、研修医にとっては途中の矢印がブラックボックスに入ってしまっていて見えない。経験知的なものに裏打ちされ、言語化されきっていない、**一部を隠された演繹**であることが多いように思う。

「この血管を処理するなら、こっちに鉤引きしないとだめじゃないか！」と当たり前に言われても「そんなのわかんないよ」と、多くの研修医が内心思っていることであろう。

話が長くなってきたが、かまわず進める。トレイルランニングというのはときにうんざりするものだ。歩かなければ前には進まない。

臨床推論は基本的に、限定的なデータを与えられて患者の未来という幅広い結論を予測する試みであり、**帰納を突き詰めていく**のが基本姿勢となる。では、帰納の精度を上げるにはどうしたらよいか？

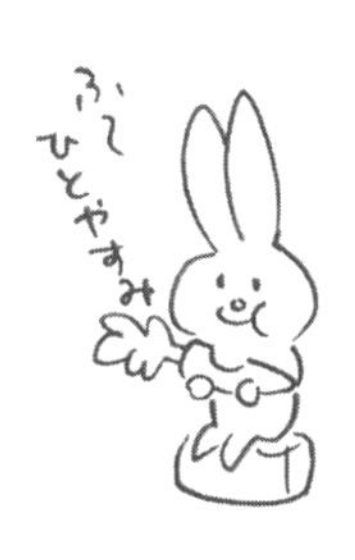

私たち（の先達）は、帰納を一度で終わらせずに、**nを集め、検証をくり返す**ことを選んでいる。帰納的推論は、統計学とエビデンスを用いることで、すなわち物量によって、確からしさを高めることができる。**蓋然的な推論を積み重ねる**ことで精度を高めるのである。帰納はくり返すことで実践的学問となるのだ。

これが evidence-based medicine の裏で働く論理の正体である。やはり、私たちの仕事はずーっと帰納をやり続けるべきものなのだろう。関連して、F・ベーコンは、“帰納法こそ「科学の方法」である”とする帰納主義を唱えている。

ただし、先ほどの CRP の例でもわかるように、帰納的に何かを導くときには、そもそも「目の付け所」が間違っていると、すなわち前提の探し方がおかしいと、結論が出てこないことに気付いておきたい。

より詳しく言う。前提から結論の間に横たわるストーリーをあらかじめ想定しておかないと、**前提となるべきデータをきちんと選べない**のである。帰納にたどり着く以前の段階で、思考に閾値が要求されている。

『アブダクション』は、B・ラッセルの言を引いて、ベーコンの帰納主義に“待った”をかける。

> “かれ[14]は秩序正しくデータを整理するだけで正しい仮説はあきらかになると考えていたようであるが、しかしこのようなことはまれである。一般には、仮説を形成することが科学的な仕事のなかで最も難しいのであり、偉大な能力が不可欠となる部分である”（ラッセル）

偉大な能力……とはまた大きく出たものだ。しかし、ラッセルおよび米盛先生の言いたいことは私にもわかる。データをただ並べて帰納的に結論を探すことの困難さは、CRP の値を例にとるまでもなく、臨床推論のあらゆる場面で経験される。やみくもに目の前にあるデータを使って帰納を開始してもうまくいかない。まず帰納を試みる前に、背景にどのようなストーリーが存在しそうかを見抜くこと。ほとんど無限に存在する患者由来のデータから、あるデータとあるデータに**のみ**着目するセンス。あるデー

14）ベーコン

タセット**と**予後・治療効果**との間**に帰納的関係が存在するのではないかと洞察する能力。生きている限り、無限に存在する接続を、どこかで意図をもって**有限化**することから始まる「診断」という行為。そこには、ストーリーテリング的なスキル……何を主役とし、何を結論とするかを見極める能力が必要となるように思われる。

満を持してキーワードを投入する。ストーリー、すなわち物事を説明できるような仮説をまず想定する試みのことを、パースはアブダクション（仮説形成法）[15] と呼んだ。演繹できる自明のデータや、帰納によって継続的に証明され得るデータを選び出す**前に**、あるいは**並列して**行われる、「仮説形成」の段階。これを推論の第三の様式として重要視した。

米盛先生の『アブダクション』（書籍のほう）には、わかりやすい例がいくつか出てくる。その中のひとつを示す。

リンゴの木を見て、1つのリンゴが十分に熟して木から落ちるという観測データを見たとき、ニュートンが仮に「リンゴはこれからも、熟せば木から落ちるだろう」という普遍的な法則を提唱したならば、それは帰納的な推論と呼ぶべきものになる。

でも、ニュートンが唱えたのは、「次のリンゴも落ちるだろうという普遍的法則」ではなかった。彼は、リンゴが落ちたのを見て「万有引力という法則（自然界に存在するストーリー）」を想定した。「万有引力**があるからこそ**、リンゴは熟すると木から落ちる」というように**1つの事象を説明することができる妥当な仮説**を発想したのである。

これがアブダクション（仮説形成法）と呼ばれる推論様式である。リンゴがこの先いくつ落ちようが、背景に存在する物理法則、ストーリーに思いが至らなければ、万有引力というもっともらしい仮説は決して生まれないということに注意してほしい。

そして、ここからが私の大切だと思っている部分なのだけれど、万有引力というストーリーが創出されたあとは、リンゴがこれからも必ず木から落ちるだろうという**帰納的推論が輝いて見える**。リンゴは（裏に万有引力があるからこそ）必ず木から落ちる。この**カッコ内**がなければ、「リンゴはこれからも落ちるよ」と言ったところでその法則は所詮、リンゴにしか適応できないし、遠い未来もそうであるという保証に説得力がない。しかしカッコがあると帰納的推論の説得力が増す。おまけに、「もしかしたらリンゴ以外にも適用できるのでは……？」と、**推論をさらに拡張する**ことも可能になる。帰納的推論も拡張力をもつ方法ではあったが、アブダクションは帰納とは比べものにならないくらい、科学的概念を大きく拡張する可能性を秘めている。

……その一方で、アブダクションはどこまで言っても「仮説」なので、検証の手続きを取らないと「個人のたわごと」に堕してしまう可能性を秘めている。

先ほどのCRPの話に戻ってみる。CRPが上昇しているときに細菌感染が発見された患者がいたとする。このとき、過去の研究者たちが明らかにしてきた医学をきちんとモノにしている医者であれば、「CRPは膠原病でも上昇するし、悪性腫瘍の存在下でも上昇することがある」というデータをきちんと持っているだろう。

そこで、「細菌感染に限らず、全身性にサイトカイン反応が起こっていればCRPは上がるのではないか」というストーリー（仮説）を思い付けば、「細菌感染の罹患部位や重症度によっては、CRPは上がる」という**データと結論の適切なセット**にたどり着くことができるだろう。

先に取り上げた、「CRPが上がれば細菌感染なのかな？」という**クエスチョンは筋が悪かった**。これは演繹とか帰納で証明することはできない。こういうことも、全体のストーリーがきちんと見えていれば、判断がしやすい。

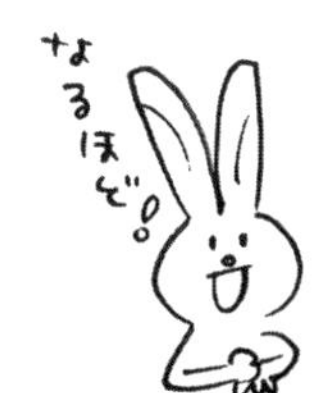

15）abductionにはUFOが人間をさらっていく（略取）みたいな意味もあるが無関係である（と思う）。あるいは、無数に存在する思考の中からひとつのストーリーに光を当ててピックアップし挙上させるという意味で、言霊的にはUFOの誘拐と似ているのだろうか？　なお、いわずもがなだが演繹はdeduction、帰納はinductionである

さらに、ストーリーの妥当性が高ければ、発想は拡張されていく。例えば、今後CRPが上昇している患者を多数観察するに当たり、CRP以外のデータを経験として蓄積し、呼吸数の変化や酸素化の悪化、胸部聴診の結果、画像所見などを加味することで、細菌性の肺炎を高率に予測することが可能だという結論を**新たに帰納的に引き出す**ことも可能となる。

『アブダクション』の中で米盛先生が選んだ「名言」を列挙する。

“仮説や理論が経験データから機械的に導出しうるあるいは推論しうるような＜帰納の規則＞というものは存在しない。データから理論にいたるには創造的想像力が必要である。科学的仮説や理論は、観察された事実から導かれるのではなく、観察された事実を説明するために発明されるものである”（ヘンペル）

“物理の基礎概念へと導いてくれる機能的な方法などは存在しない。（中略）間違っているのは、理論が経験から帰納的に出てくると信じている理論家たちである”（アインシュタイン）

“すべての発見は〈非合理的要素〉、あるいはベルクソン的な意味における〈創造的直観〉を含んでいる”（ポパー）

近代科学における演繹と帰納の限界を鋭く突くような、名言を列挙しつつ、米盛先生はこれらに加えて、自らの言葉でより精度の高い補足を試みる。

“発見というのは科学的な仕事のなかで最も重要な、とくにすぐれた能力を要する部分であり、そもそも科学的探求とは発見の行為に他なりません。そのように科学的活動の革新ともいうべき発見の問題を「幸運な推測」とか「非合理的要素」とか「創造的直

観」という得体の知れないものの所為にして、一顧をも与えずに
片づけてしまってよいものでしょうか”

そう、彼は、アブダクションが科学的な推論方法として優れていることを指摘するのみならず、アブダクションがニュートンやアインシュタインのような天才の直感（直観）に依存するセレンディピティであってよいのだろうか、と問題提起をするのだ。私はここで思わず「ウーム」と唸って感動した。

僭越ながらここに私の言葉を「積み重ね」ると、科学、特に医学においては、**演繹と帰納を正しく行うためのアブダクション（仮説形成）は、直感とかセンスみたいな非言語下の行動としてなされるべきではなく、論理的・戦略的に行われるべきものだ**と確信する。さらに言えば、「ある種の訓練を積むことで、医学に潜む多くの未提案ストーリーは（誰がやっても）いつか明るみに出るはずだ」と考えている。

ではその訓練とはどのようなものか。アブダクションを論理的・言語的に行うための手段はいくつかあるのだが、なかでも、私が日常的に信頼しているもののひとつが病理学、特に病理形態学である。

トレイルルート俯瞰が長くなりすぎたので、「なぜ病理形態学がアブダクションに向いているのか」については、項をまたぐ。

ここではもう一度、本項の最初に私が書いた内容を反復して、実走に入ろう。

ある論文の話をする。

著者は九州大学病院別府病院外科、三森功士教授。九大病院の副院長だ（2020年8月4日時点）。ウェブサイトを拝見する限りではあるが、microRNAやliquid biopsy方面の研究をなさっている先生であり、かつ、癌細胞の遺伝子学的な多様性により進行癌が化学療法などに抵抗性を示すメカニズムなどについても精力的に研究されているようである。

この三森論文は、近年私が読んだ中では最も興味を惹かれた論説のひと

つであった。「なぜ癌が強靱な疾病であり続けるのか」を非常によく説明した**仮説**と、それが想起されるきっかけとなった研究の数々が載っている。機会があればぜひ一読してほしい。あなたの腫瘍学に対する**見識を広げてくれる**こと請け合いである。

実走

当院に限らず、病理医が常勤するような病院のほとんどは、多かれ少なかれ大腸癌の手術を行っている。大腸癌は罹患率が高く、手術数自体が多いというのが理由としては一番大きいかもしれない。そして他にも、手術時間が比較的短い[16]ため、回数をこなせて収益の軸となりやすいこと、Stage IV であっても（肝転移があっても）ときに切除の適応となるために予定手術がスケジュール通り行われやすいことなどのマニアックな理由[17]も寄与しているだろう。

また、病理医の立場から見ると、大腸癌の手術検体というのは、最も身近な診断材料のひとつである。日本全国、津々浦々の病理医は、みな共通して大腸癌を日常的に診断していると言っても過言ではない[18]。

では、大腸癌以外の病理診断はどうかというと、病理医によって経験数にかなりの差がある。ひとくちに病理医といっても、日常的に診断する臓器はバラエティに富む。

例えば、乳腺外科がないために乳腺の針生検検体を10年見ていない病理医はざらにいる（参考までに私は毎週いっぱい診る）。肝臓内科がないために肝生検をめったに見ない病理医というのも結構いる（参考までに私は毎週いっぱい診る）。臨床医が軟部腫瘍の患者をすぐ近隣の専門病院に紹介してしまうから、自院では年に2、3回くらいしか軟部腫瘍を診断しない病理医もざらである（参考までにこれは私のことである）。消化器に強い病院だと言いながら、食道の手術だけは他院に紹介しているため、食道の内視鏡検体は診るが手術検体はほとんど診ない病理医もいる（参考までにこれは私のことである）。

ちなみに、妙に悪性リンパ腫に詳しい病理医の勤める病院にはたいてい、熱心な血液内科がいる（参考略）。やけに内視鏡に詳しい病理医の周りにはたいていそれを指導する優秀な内視鏡医がいる（参考略）。

すなわち病理医というのは、勤める病院ごと、付き合っている臨床医ごとに、見ている臓器が著しく偏る。これを「場に即した専門性」などと呼ぶと多少格好がつくが、ぶっちゃけた話、タコやカメレオンが背景に応じて自分の色を変えている程度のことかもしれない。

ただし、ほとんどの病理医が大腸癌だけは日常的に診断している。それだけ大腸癌の手術が頻繁に行われているということだ。加えて、消化器内科医がいれば、大腸ポリープのEMR[19]やpolypectomy[20]はまず間違いなく行われているので、大腸癌、大腸の上皮性腫瘍を扱う病理診断はとにかく数が多い。

以上のことは、病理診断、特に細胞の形態学的診断を一から学ぶ場合に、大腸癌の勉強からスタートすることが多いことと関係すると思われる。病理医を志す若手がまずは大腸癌で訓練を積み、その後さまざまな臓器に応用していく、というやり方[21]はそこそこ普遍的なようだ。すなわち、このような格言が想起される。

「先ず大腸より始めよ」。

臨床側が大腸癌の手術を多く行うからと言って、病理の初学者が必ず大

16）難易度が低いというわけではない

17）このあたりは私の想像にすぎない。でも、「ここでエビデンスはどうした」と目くじらを立てるほどの内容でもないだろう

18）データをそろえて言っているわけではないのだけれど、大腸癌をぜんぜん扱わない病院で病理医が常勤として勤めているケースはかなり限定されるのではないかと思う。小児がん専門施設とか、呼吸器・循環器のハイボリュームセンターとか……

19）EMR：endoscopic mucosal resection；内視鏡的粘膜切除術

20）ポリープ切除術。近年は焼灼を用いないタイプのcold snare polypectomyが増加中。単に略してポリペクと呼ばれることが多い

21）Facebookを用いたプライベートコメントに基づく調査による

腸癌から勉強を始める**必然性**があるわけではない。病理医の中には、胃癌や膵癌により強い興味を示す人間もいるだろうし、最初から脳腫瘍の研究をしようと心に決めて病理学講座の門をたたく者もいる。自分の興味のある臓器の病理学から順に勉強してかまわない。全く自然なことだ。

ただ、大腸進行癌は、プレパラートの総枚数が他の疾病に比べて少ない傾向がある。郭清リンパ節の数が比較的少ないこと、加えて、大腸が管腔臓器であり、充実臓器内部に発育する膵癌や肝臓癌などと違って病変を目視しやすく、かつ胃や食道の癌と比べて病変の進展範囲がわかりやすい[22]ために、標本作製を最小限に抑えやすいという理由などによる。つまりは病理医にとって実務的な負担が少ない癌だ。

このためどんな臓器に興味がある初学者であっても、最初は大腸癌をあてがわれがちである。顕微鏡を見始めて1年以内で、いきなり子宮体癌の骨盤内リンパ節の全郭清標本を見させられると心が折れてしまうかもしれない。ただでさえ病理医の志望者が少ないのに、そんなリスクは冒せない。だから指導医はまず、十字切りにされたS状結腸癌の、断端部含めて6枚のプレパラートおよび所属リンパ節251番、252番、253番の合計3枚のリンパ節プレパラートをマッペに載せて、専攻医[23]に手渡す。合わせて10枚に満たない[24]。アトラスと首っ引きでゆっくり照らし合わせようが、リンパ節を飽きるまで強拡大にしてじっくり観察しようが、さほど負担にはならない。

病理医になるための修業を始めたばかりの人が最初に行うことは、切り出しの手伝いと、手術検体を見て癌をマッピングすることあたりだろう。

このうち、病変のマッピングというのは、顕微鏡でプレパラートを見ながら、病変（腫瘍）の浸潤先進部にインク[25]をポツポツと打ち、顕微鏡を見終わったあとにプレパラートを肉眼で見てもぼんやりと病変の範囲がわかるようにマーキングをする作業、さらにはその範囲を病変の割面写真上に書き込む作業のことを指す。

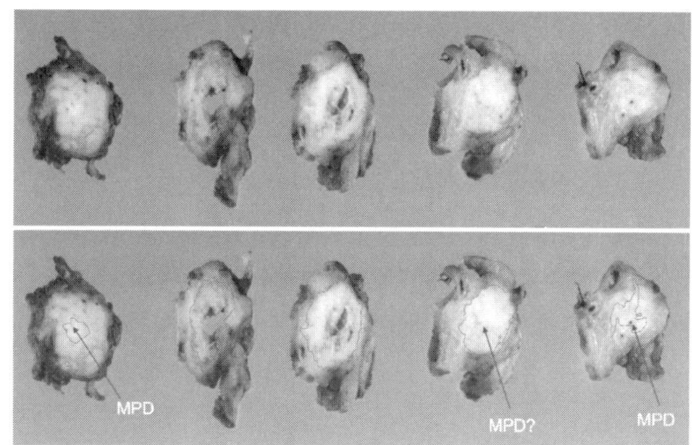

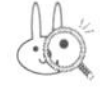

膵癌のマッピングの例

例として膵臓を示す。上がマッピング前の肉眼写真、下がマッピング後である。癌の範囲を赤で、主膵管 main pancreatic duct（MPD）を矢印で示す

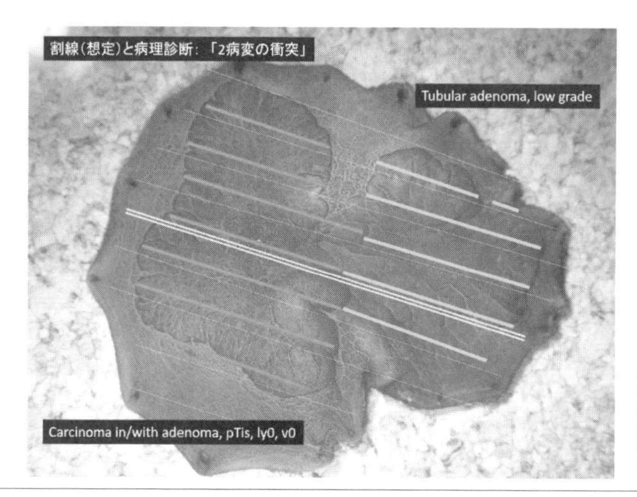

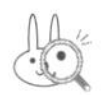

大腸病変のマッピングの例

こちらは大腸病変。腺腫と腺腫内癌が衝突している病変であったので、両者を塗り分けた

22）大腸癌は、凹凸も色調も周囲の粘膜と比べてはっきり差が出やすい

23）病理医になると決めて病理研修プログラムというレールに乗っかった人のこと。まな板の鯉

24）進行大腸癌以外の多くの手術検体は20枚前後といったところか。多いと60枚くらいになる

25）流儀ごとに、水性インクや油性マジックなどをそれぞれ使い分ける。余談だが、筆者はぺんてるの「プラマン」という水性インクペンを長年愛用しており、このことをツイートしたところ、ぺんてるからプラマンが送られてきたことがある。COI？

マッピングは、なんとも前時代的というかアナログというか、こういうことをさっさと自動化しないと病理医なんて増えないだろうと思える仕事ナンバーワンである。この先デジタルパソロジー化が進み、弱いAIによる自動診断技術が日常に取り入れられるとマッピングは機械化されて私たちがやることではなくなってしまうかもしれない。

プレパラートを見ながらポチポチ点を打ち「だいぶ病理診断に慣れた。大腸癌なんて10分あれば診断できるからラクだな」などと調子に乗っている専攻医を見て、指導医は「そろそろlatent linitis plasticaでも見てもらうか」とか、「ovarian clear cell carcinomaの背景にendometriosisが存在するかどうかをしっかり検索してもらうか」とか、「IPMN由来浸潤癌か併存癌かを考えてもらうか」など、少しずつ手間がかかる診断へ徐々に移行していくことを考える。

ところで、私は決して「大腸癌の診断が簡単だ」と言っているわけではない。手間が少ないというのは病理診断の難易度とは関係がない。

どんな病理診断の先にも患者と主治医がいて、こちらの一挙手一投足、病理診断書の一字一句に運命を握られている。したがって「簡単な病理診断」などというものはひとつも存在しない。

と言いたいところだけれど、これはきれいごとかもしれないな。実際私も、大腸癌の手術検体を初学者向けとみなして、研修医に見させるということを、よくやっている。初心者向けと言って語弊があるならば、大腸進行癌はかけ出し病理医の登竜門だと言えば、角も立つまい。

さて、大腸進行癌の診断を進めることにしよう。

パイプを切り開いたような大腸切除検体を、伸展＋ホルマリン浸漬固定したものが目の前にある。

癌というものはすべからく「取扱い規約」に基づいて記載されるべし！大腸癌も例外ではない。取扱い規約に従って観察、肉眼所見を記載し、切り出しを行ってプレパラートを作成し、**いわゆる規約事項**に則って組織所見を列挙する。

規約事項を穴埋めしていくタイプの診断は、時折「箇条書き診断」とか「マークシート式診断」などと揶揄されることもある。しかし、箇条書きを一切行わない病理医は、**報告書の様式を他人と揃えるつもりがない**ということであって、臨床医からすると付き合いにくいものだ。結局、全国のほとんどの病理医がやっているように、箇条書き項目をきちんと埋めた上で、自分が書きたいことをレポートに付記するという様式が好まれる。

規約事項のうち最も重要な項目は、UICC/TNM 分類に代表される病期分類（ステージング）であろう。T 分類として腫瘍の進展度・深達度、N 分類として所属リンパ節への転移の有無と個数、M 分類として遠隔転移を評価し、癌の進行度合いを 4 段階 + α に分けていくステージ決定。これが癌診断に病理医が介入する上で最も期待されるポイントである。病期分類は、かつては日本の取扱い規約と WHO とで齟齬があったが、最近は（基本的な事項については）少しずつ統一されるようになってきている。当たり前だ。あちこちで違う分類を使っていたのでは意味がない。

先達が、一例一例について帰納を繰り返すことで積み上げてきたエビデンスに、個々の症例のステージを照らし合わせることで、患者から摘出された大腸癌は未来予測の俎上に載る。臨床医はすでに画像診断を通じて T 分類、N 分類、M 分類を独自に施行しているが、ここに病理医の目が加わり、**くり返し、積み重ね**をすることで、信頼性が高まっていく。

大腸癌の組織診断上、規約事項で重要視されるのは主に、

- **深達度**
- **所属リンパ節への転移個数**
- **脈管（リンパ管、静脈）侵襲**

あたりだろう。これらはだいたいどこの臓器のどんな癌であっても評価す

べき項目だ。

さて、大腸癌に限らず、腺癌（adenocarcinoma）と呼ばれるタイプの癌においては、**分化度**の検討が、「病理医でなければわからない」項目[26]として、大事なものリストの上位に躍り出る。腺癌以外の癌でも分化度は存在するが、ときに、**異型度**という、似て非なる評価を行うケースもある。なお分化度と異型度両方を検討しても**一向に構わない（推奨されているかどうかはともかく）**。

分化度や異型度、すなわち癌細胞がどれだけ非癌細胞からかけ離れているかの指標は、無再発生存期間、再発様式、さらには予後そのものにも関連するとされる。大腸癌のみならず、ほとんど全ての癌の取扱い規約（あるいはWHO分類でもいい）の中に分化度もしくは異型度が記載されているのは、それだけ「**細胞の顔付き**」が未来予測の上で重要とされている[27]証左だ。

余談だが、**病理総論的に**、腫瘍の細胞異型や構造異型を判断することは「自明」とされている。これらをなぜ評価しなければいけないのか、エビデンスはあるのか。もはや当たり前とされてしまった帰納の積み重ねを今から掘り返すことは、実はなかなか骨が折れる作業だ。巨人の肩の上から飛び降りて、巨人の足下からもう一度評価し直すようなもの。

私はかけ出しの頃、幾人かのボスに、「なぜ病理医は分化度を評価しなければいけないのですか。深達度やTNM分類だけではいけないのですか」と聞いて嫌がられたことがある。例えば胃癌だと、歴史的にやや特異な道のりを経て、分化度、もっといえば**組織型**の違いが癌の生物学的な振る舞い方に大きく差をもたらすということ[28]が広く知られているため、胃癌を専門に診ている病理医はこの質問に対してスラスラと答えられる。しかし同じ病理医に「小腸癌も分化度を記載したほうがいいですか」と問うと、瞬間的に口ごもったり、「病理総論的にはもちろんそうだ」と返って来たりする。

このあたりのニュアンスを説明するのは非常に難しいが、本書をここまで丹念に読んでくださった方にだけ通用する、符丁のような言葉を置いておく。

元々、病理形態診断学というものは「分化度によって、あるいは細胞の異型度によって、癌の振る舞い方が変わるに違いない」というストーリーをアブダクションするところから始まっている。

それを帰納的に論証できた分野では、文字通り「エビデンス」として分化度の評価がWHO分類や取扱い規約に組み込まれた。分化度や異型度が病変の振る舞いに相関しそうだという**仮説はかなり筋がよかった**のである。一方で、レアな疾病だとか、他因子によるバイアスが強くて帰納的論証がしきれていないような疾病では、未だに**病理総論的には分化度は重要だ**という言葉でお茶を濁されている。

分化度・細胞異型度と予後との相関データくらい、探せばあらゆる臓器で必ず出てくる、きちんと調べろと怒られて殴られそうだ。でも、爆弾発言に爆弾を付け足すようなことをすると、私自身は「病理総論が全ての臓器に通用することを帰納的に解明し終えることなどあるわけがない」と思っている。そもそも医療は背景や治療内容などが日進月歩で移り変わっていくのだ。リツキシマブ以前と以後で悪性リンパ腫の予後、さらには分類が大きく変わってしまったように、かつてアブダクションして帰納的に推論した内容が、今もそのまま使えるというわけではなかろう。

大腸や胃であれば、分化度や細胞異型が予後と相関する（から病理医は

26）ここにくさびを打ち込んだのが拡大内視鏡技術である。管腔面に露出する腫瘍成分の分化度は、クリスタルバイオレット染色を併用した拡大内視鏡観察によって高率に予測できるようになった。しかし、進行癌の浸潤先進部における（つまりは内視鏡医から見て深いところにある）組織像を臨床的に予測することは、限られたケースを除いて今なお難しい

27）例えば大腸癌であればこのように記載されている。Adenocarcinoma; Histologic features; Histologic Grading（Chapter 14 Epithelial Neoplasms of the Colon, Fenoglio-Preiser's Gastrointestinal Pathology, 4th ed. pp.892-893, 2017）

28）嚆矢としてはLauren P. Acta Pathol Microbiol Scand 64: 31-49, 1965あたりか。日本では中村恭一先生の大著『胃癌の構造』（医学書院、2005）などに詳しい

きちんと記載すべきだ）というのは、比較的エビデンスが豊富なのでよしとする。他にも、膵癌には分化度によるGradingと予後が相関するというデータ[29]がきちんとある。

でも、例えば肝内胆管癌に関しては、分化度によって予後に大きな差が出るという報告はあまりない。少数例の解析はあるようだが、肝内胆管癌はそもそも切除断端や脈管侵襲、あるいは進展様式などによって予後が大きく変化するためか、分化度が単独で予後に有意差をもたらすという報告がなかなか出てこない。

では、WHO blue bookの肝内胆管癌の項目には分化度の記載がないのかというと……なんと、**引用文献なし**で、

> iCCA (intraductal cholangiocarcinoma)s are graded as well-, moderately, or poorly differentiated adenocarcinoma according to their pathology

と記載されている[30]のである。WHOが、引用文献なしで！

このことを、「エビデンスもないのに分化度書けってか（笑）」などと揶揄したいわけではない。むしろ、逆である。「病理総論的には書いたほうがいいだろう。**アブダクションとしてはここに置いておくべきだろう**」という論理的判断が、病理形態学の世界にはきちんと存在するということを、私たちは意識して使いこなすべきだ。

たった今、キャッチコピー的なものを考え付いた。

「病理総論的には」というフレーズは「優れたアブダクションとして言うと」と同義である。

この一文を本書のオビに入れてもいい。

私たち病理医は、エビデンスだけではなく、歴史的な流れをふまえて現段階では最も妥当だと思われる仮説に基づいて細胞を評価する。それは非論理的で非科学的な行動などではない。**第三の論理**を追究し、科学の拡張をはかっているのだ。

さあ、もういい加減に進行大腸癌を見よう。ちっとも進みゃしない！

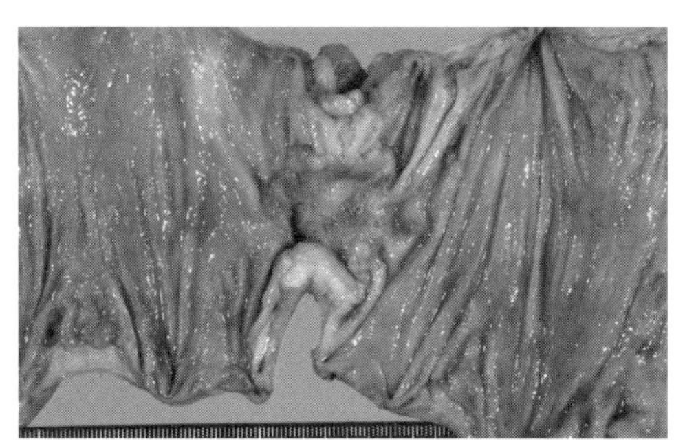

進行大腸癌の肉眼像

ゴツゴツとした周堤状の隆起を伴い、中心部に明瞭な断崖状の陥凹を有する病変、いわゆる潰瘍限局型（2型）の進行癌が目の前にある。大腸進行癌の肉眼形態なんてたいてい2型じゃないか、などと毒づいてはいけない。肉眼形態には**このような形を呈している理由**があり、私たち病理医は**なぜこのような形になったのかを類推することができる**。なぜなら、形の元になっている細胞を直接見ることができるからだ。「そんなの論理的じゃない。絵を見て思いの丈を述べているだけじゃないか」などと反論してくる人には、**本項を頭から読ませてやればいい**。癌がこれまで歩んできた、最も妥当性の高いストーリーを考えることには、科学を拡張するためのヒ

29）Lütteges J, et al. J Pathol 191: 154-161, 2000
Adsay NV, et al. Am J Surg Pathol 29: 724-733, 2005

30）Intrahepatic cholangiocarcinoma. Tumours of the liver and intrahepatic bile ducts. Digestive System Tumours, WHO classification of Tumours 5th ed. pp.254-259, 2019

ントが隠れている。ストーリーを語ることをやめたらヒトが病理医でいる意味は半減する。

周囲が隆起するのは癌そのものが粘膜内に存在するからだけではなく、粘膜下層以深に浸潤した癌が、粘膜を下から押し上げる効果によるものだ。癌は浸潤部で何を引き起こすのか？　粘膜筋板のような既存の構造を破壊して深部に潜り込むことと、周堤を下から押し上げることとが、同時に起こっている[31]。この「ここにはいったい何が起こっているのか」と問うことはすなわち、癌の振る舞いを探る作業だ。

癌（上皮性悪性腫瘍）、あるいはがん（悪性新生物）が、なぜ悪性と称されるのか。それは最終的に患者が死の転帰をとるからである。そして、医療が高度に発展してもなお、がんが死を予測する言葉で居続けるのはなぜかと考えると、その答えは、**がんを制御できないから**という一点に収斂されていく。がんはさまざまな理由によって制御できなくなる病気だ。この悪辣な性質の一翼は**浸潤と転移**によって担われており[32]、もう片方の翼は**変質し続ける**[33]ことである。これらはいずれも、病理学的手法によって観察することができる。

大腸癌の細胞が粘膜筋板を破壊して粘膜下層以深に入り込むというのは、浸潤の最もわかりやすい表現型であろう。癌細胞が分化度を低下させて小細胞集塊となり、リンパ管の中に侵入するとき、これを脈管侵襲所見と呼んで重要視するが、特別に強調された浸潤の一形態である。さらに、リンパ節転移については直接プレパラートを見ることで評価する。まさに病理医は、顕微鏡で**浸潤と転移**を直接見ている。

さあ、ここからだ。

「浸潤・侵襲の度合いによって、患者の予後は変わるだろう」というのはかつて行われた**アブダクション**である。「浸潤が激しければそれだけ予後が悪いに決まっている」、「深達度が深ければ深いほど、脈管侵襲が多ければ多いほど、癌は高率に転移するのではないか？」と**仮説を立ててみた**人がいたのだ。その後病理医たちは長年にわたり、この仮説が妥当であるというデータを出し続けてきたから、今では帰納的に組み上げられたエビデンスに基づいて、目の前にある「深達度 pT3（SS)、ly1b、v1c」という個別のデータから将来の転移リスクや5年生存率などを予測することができる。

病理医になり始めた者が最初に行うポチポチマッピングは、癌を制御不能にする浸潤や転移を直接目視して評価するということであり、先達のアブダクションをなぞる試みである。基本中の基本であり、奥が深く、潜在的に多くの情報を含有している。……実は、マッピングがAIに取って代わられると私はちょっと悲しい。なにせ、浸潤や転移がどのように起こっているかを**目視しなくてもよいと言われてしまう**のと同じだから。「本当に直接目で見て考えなくて大丈夫なのかなあ……？」とブツブツ不満を言いながら、私たちはAIに駆逐されていくだろう。……なんてね、これについてはいずれ機会を改めて語ることもあろう。

2020年現在、大多数の病理医は自分で浸潤と転移をコツコツ探っている。そして、例数を重ねていくうちに、がんをがんたらしめているもうひとつの理由である、**変質し続けること**についての考察にも、自然とたどり着くことになる。

ここからはさらに言葉を丁寧に使う。大腸癌の細胞が正常の粘膜に存在する陰窩上皮と比べて変質**している**ものだということは、分化度や異型度によって評価することができる。しかし、もう一歩思考を深めたい。できれば私たちは、診断の専門家として、細胞像を評価できる唯一の職能をもって、癌が**変質し続ける**という性質まで踏み込んで捉えたい。ホルマリン固定の時点で時間軸情報が止まってしまっている病理診断に時間情報を付加するためには、**多数の症例を経験的に積み重ねる**ことが必要となる。すなわち、「している」ではなく「し続ける」を見ようと思う場合、ある程度

31）大腸癌についての細かな組織解釈およびアブダクションについては拙著『Dr.ヤンデルの臨床に役立つ消化管病理』（羊土社、2020）をご覧いただきたい
32）手術や放射線照射による完全制御が困難となる
33）化学療法に対する抵抗性に寄与する

の経験年数が要求される。

大多数の病理医は、大腸の進行癌をしばらく見たのちに、今度は大腸のEMR や ESD 検体を見るようになる。いわゆる早期癌や前癌病変と呼ばれるものだ。ここで、注意深く顕微鏡を見続けてきた人は気付く。

「あれ……進行癌よりも、早期癌のほうがもしかすると診断は難しいのか？」

これは短期間ではなかなか到達し難い気付きだ。病理学の勉強を始めたばかりだと、あまりこういう感想を抱かない。直感的には、物量作戦でドバドバと浸潤し多彩な転移を示す進行癌のほうが、診断項目が幅広くなりそうだ。それに**取扱い規約だけを見ていると**、箇条書きの穴埋め項目数は、進行癌のほうが早期癌よりも多い。しかし、早期癌のほうが、**組織型が微妙に多彩**な側面が確かにある。

あまり病理診断を知らない人はこのように反論するかもしれない。「いやいや、大腸癌は進行癌になると低分化腺癌の割合が増えるっていうでしょ。粘液癌もあるし。でも、粘膜内癌だと低分化腺癌とか粘液癌はめったに見ないよね。だったら、規約に書いてある組織型でいえば、進行癌のほうが多彩じゃないの？」

これはひとつの正解ではあるのだけれど、私が言いたいのは「取扱い規約の写真を見ていれば区別が付く程度の簡単な組織学的多彩性」ではない。

病理医は、まじめにマッピングをして、手術検体やポリープ摘除検体などを数多く見ているうちに、「**取扱い規約には書かれていないけれど**、同じ tub1 といってもいろいろな表現型がある。腺腫といってもかなり多彩だ。ひと言で過形成と呼ぶにはあまりにバリエーション豊富な過形成性病変がある」ということに気付くのだ。

病理組織の多彩性は、とりもなおさず、**細胞が有する遺伝子変異の種類が異なっている**ことを反映する。がんに限らずあらゆる細胞は経時的に変異が積み重なっていくのであり、早期癌よりも進行癌のほうが組織型は多彩になりそうなものだ。けれども、本項の冒頭に示した三森論文の仮説[34]を読むと、必ずしもそうではないことが、後付けの直感として理解できる。

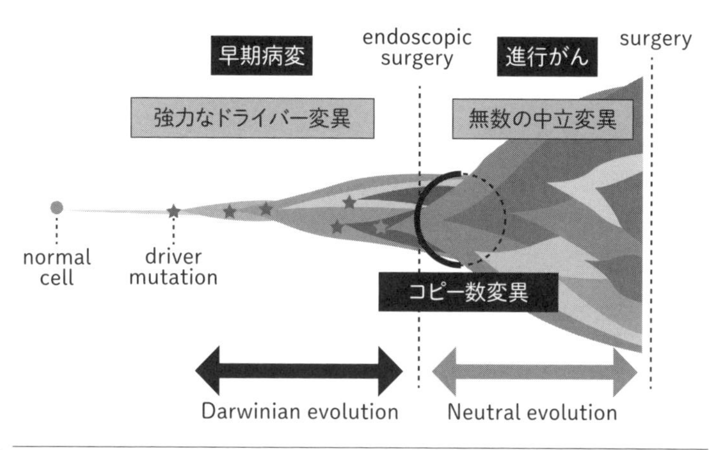

三森先生によるがんの発育モデル（仮説）

腫瘍はそもそも、発生の初期段階では、確率的に生じるさまざまな遺伝子変異によって多様なかたちを取り得る。しかしそこに、生体の免疫やホメオスタシスに伴う選択圧が生じることで、大多数の腫瘍細胞は駆逐されていく[35]。

例えば、粘膜筋板を越えた、本来、上皮細胞が存在しないはずの粘膜下層で、cancer associated fibroblasts（CAFs）の誘導をはじめとするがん微小環境の構成を経て[36]、がん細胞が生き延びるという一大イベントが達成されるためには、かなり強力なドライバー変異が必要だということは**想像に難くない**（アブダクション）。そして実際に、そのような強力なドライバー変

34）もうすっかり忘れていたでしょう。なお、もう少し病理学よりの論文をさくっと読みたい場合には、三森論文の翌月に同じ雑誌に掲載された柴田龍弘先生の論文（病理と臨床 36: 1162-1168, 2018）も参照するとよい

35）ダーウィン進化モデル。Nowell PC. Science 194: 23-28, 1976

36）Karagiannis GS , et al. Mol Cancer Res 10: 1403-1418, 2012

異が初期に生じてから大腸癌が増殖していくことが（帰納的にも）示されている[37]。

ここをさらに注意深く読み解くと、**粘膜筋板を越える前の病変には多様性があってしかるべき**、ということになる。

すなわち癌は、前癌病変や粘膜内癌の時点では多様であるに決まっているのだ（アブダクション）。生体による選択圧がより強くかかる粘膜下層浸潤などのイベントの前後で、より強力なドライバー変異を持つクローンがダーウィン進化的に適者生存する。その後、生き延びたクローンにも変異が蓄積していくが、今度は選択圧をさほど受けずに（なにせもう生き残ったことがある時点で精鋭揃いだから）、病巣の中で異なる変異を持つクローンが共存するようになる。この、選択圧を受けずに多様性が担保されてしまう後半の変異を、ダーウィン進化モデル（適者生存）に対して中立進化モデルと呼ぶ。

以上の仮説を帰納的に裏付けしていくような報告が近年見られるようになった、というのが、冒頭に提示した三森総説の大意である。

ダーウィン進化モデルでドライバー変異を持つ腫瘍細胞が選別されたあと、中立進化モデルによって癌が多様性を獲得する……。この比較的新しいモデル（アブダクション）によって、進行癌が多彩な変異を有すること、さらには化学療法に対して抵抗性を示すクローンが必ず存在することの**説明がつく**。おまけに、進行癌の多彩さと、早期癌・前癌病変の多彩さでは意味が違うようだということも**想像がつく**。これまでの腫瘍病理学では、ダーウィン進化モデルだけで腫瘍の多様性を説明しようとしたり、あるいは別の幹細胞モデルによって腫瘍の多様性を説明しようと試みてきたが、どちらにも少しずつ無理があり、矛盾があった。アブダクションは時代とともに更新されていく。

現時点で、大腸癌の病理学的研究には2つの大きな柱がある。片方は化学療法を視野に入れたがんゲノム研究、そしてもう片方は前癌病変解析である。ここまでを読んでくださったあなたなら、両者がそれぞれ意味の異なる多様さにぶち当たる難問だということが想像できるであろう。

消化器外科医が提出した進行大腸癌のドライバー変異を見いだし、分子標的治療の取っかかりにすることは大きな研究テーマだ。いずれ抗がん剤が効かなくなるとき、そこには中立変異由来の多様性が存在する。

その一方で、消化器内科医が**進行大腸癌になる前の病変**に思いを馳せるとき、扱う組織型の数と内容は進行癌のそれとはがらりと異なる。その多くはエビデンスに基づく帰納的推論を十分に経ていないし、**どれが進行癌にたどり着く重要な病変なのか**すらなかなか見えてこない。選択圧を受ける前の、ダーウィン進化的に選別される前の多様性は、進行癌の多様性とはタイプが異なるのだ。

病理医になろうと志した人間が、進行大腸癌のマッピングというのんびりトレイルをえっちらおっちら歩いて行く先には、ストーリーの異なる多様性が転がっている。これらを、「取扱い規約に書いてある程度の多彩さ」で評価しているうちは、病理診断はさぞかし簡単なものだと思いがちである。もちろんそのまま臨床に貢献することも可能だ。「大腸癌は10分で診断できてラクだなー」。

しかし、病理医はいずれ、組織所見の真の多彩性に気付く。その頃にはあなたの脳内に多くのアブダクションが錯綜し「いったいどの病理所見が将来的に多くの帰納的推論に耐えるだけのクエスチョンを生んでくれるのだろう」と、すっかり顕微鏡にハマってしまうことになる。

37）ビッグバンモデル。Sottoriva A, et al. Nat Genet 47: 209-216, 2015

3 皮膚科医ルート

トレイルルート俯瞰

昨今、evidence-based-medicine（EBM）が謳われて久しい。当然、病理診断もEBMの肩の上に立ってなされる。ただ、ここでは前項のトレイルルートを俯瞰したときに密かに強調したことをくり返すことから始めよう。

病変の組織像を見ることは、EBMから個別の事例に対して何かを演繹するとか、EBMの発展を帰納的に助太刀するといった営みには留まらない。病理診断は、**細胞がこうであることにより、病態がこう変化し、患者にこういうことが起こるのだろう**というストーリーを探求するアブダクションツールとしての側面を有する。

では、なぜ病理診断がアブダクションの手がかりとなり得るのか？

他の臨床検査、あるいは臨床診断よりも、とりわけ病理診断が、医学に通底するようなストーリー（理（ことわり））を見いだすのに便利であると、私が判断する理由はあるか？

ある。いっぱいある。

第一の理由。それは病理診断が「**後**で行われる」ということに関係がある。病理検査前確率は、非常に多くのデータを加味した状態で算出される。患者の受診契機、問診内容、身体診察、血液検査、画像診断を経た「総合臨床診断」が一度立てられたあとに病理診断がオーダーされる。つまり、病理診断は臨床診断のシークエンスの後半に位置づけられているということだ（そこからまた始まるのだけれど）。

これはすなわち、**病理医がストーリー全体を俯瞰しやすいポジションにいる**ということに他ならない。例えば、腺癌がリンパ節などに転移しているかどうかを確認できていない時点での血中CEA値と、腺癌がリンパ節や肝臓に多数転移していると確認できてから考える血中CEA値では、**ストーリーへの寄与が異なる**であろう。ただし、CEAを測定することが実際に有用であるかどうかは帰納的に証明する必要があるが。

第二の理由。それは病理診断が、本来は見えなかったはずの現象を可視化できる」ということ。（ミクロすぎて）見えなかったもの、（染色という手を加えないと）わからなかった差異、（遺伝子やタンパク質といった物性を見る工夫をしないと）気付けない特性。こういったものを**見えるようにする**。

臨床医というのは、そもそも、見えないものを読み、見えない未来を動かす仕事をする。体の中で起こっていることを体外から予測し、患者が将来たどり着きそうな場所をある程度の範囲に絞り込んだ上で治療を施して行く末を是正する。液性因子の変化を血液検査によって間接的に予測し、血流ダイナミズムの変調を診察によってシークエンシャルに把握し、抗がん剤の治療効果をエビデンスに基づいて統計学的に推測する。ところが**病理医は何かを実際に見る**のだ。これは結構大きな違いで、かつ、アドバンテージである。**本当は目視できないストーリーを読むことに慣れた臨床医**の後に登場し、**実際に見たものを提示して新たな解釈を提案できる**。これは言わば後方互換的構造だ。「叙述トリックの解説編」を担当する立場とでも言おうか。

まだある。第三の理由。それは病理診断が、現象の座標を見ることに長けているということ。空間分解能が最強であると言ってもいい。ただ高解像度で眺めているだけではなく、個別の事物の位置をきちんと評価できる点はストーリーを考える上でかなり大切である。例えば、あるタンパク質が細胞膜に局在しているのと核に局在しているのとでは、生体内における機能はまるで異なる。しかし、これらをすりつぶして検索すると、そもそもどこにあったタンパク質なのかは一切わからない[38)]。遺伝子やタンパク質を定性的に調べるだけではもちろん、定量的に調べても、生体機能や病理現象の多くは見えてこない。β-catenin は細胞膜だけではなく核に発現しているときに意味を持つし、Merkel cell carcinoma における CD20 の陽性態度が細胞質内にドット状であることは診断的価値を持つ。病理だとそこまで見える。

第四の理由……というか、第 3.5 の理由とでも呼ぶべきものも付け加えておこう。これは具体的に例示したほうがわかりやすいと思うので実例で説明するが、病理診断で癌を診るときに見ているものは癌細胞だけではなく、いわゆる間質や周囲粘膜のような**非腫瘍部分**をまとめて見ている。このとき、癌と非癌部の位置関係、あるいは**濃度ムラ**のようなものを観測することは、他のモダリティに比べて病理診断がとりわけ得意とする領域である。具体的にこのことがアブダクションに有利だと証明した論文などは（もちろん）ないが、個人の実感として、ムラ、すなわち部位ごとの濃度差を観察できることはストーリーテリングをする上ですごく有利なポイントだと思う。炎症細胞が血管に近い場所に集まっているとか、癌が誘導する線維性間質の量が、癌の分化度と分布場所に応じて少しずつ異なるとか。

加えて、ちょっとここは大事なので別の例示をする。がん研究においては長年、細胞培養というツールが用いられていたが、がん細胞だけをシャーレで培養しても一部の生体現象はうまく解明できないことが徐々に知られてきた。近年では、線維芽細胞のような間質因子との共培養、あるいは細胞がスフィア（球体）を形成できる三次元（ゲル内）培養など、さまざまな工夫が凝らされるようになった。上皮と間葉系細胞の correlation、collaboration、あるいは synergy というものが重要であるということがわかってきたのだ。

がん細胞だけを見ることは、臨床診断でいうところの CRP だけを見るのと似ている。**個別に見るだけではなく相互関係を見るべきだ**。この段において、組織形態を座標ごと、あるがままに見ることができる病理診断の優位性ははっきりしている。実際、desmoplastic reaction や stem cell などの研究の多くはプレパラートを見て研究している病理学のラボから出されやすいように思う[39]。

そして、あらためて第四の理由。**病理診断は腑に落ちやすい**のである。ゲシュタルトという言葉を使ってもいいかもしれない[40]。病理組織像が内包する情報量は非常に多く、ちょっと組織を見る目を養った学者であれば、そこで何が起こっているかが**文字通り言外に**明らかになる。アーキテクチャだけではなく、テクスチャがわかる。場所だけではなく、ムラがわかる。さらに、おそらくそれ以上のものが無意識にわかる。

と、ここまで病理形態診断の美点ばかりをつらつらと書いてきたけれども、弱点も書いておかないとフェアではなかろう。

病理診断の第一の弱点。それは、臨床診断を利用せず、病理組織像のみから得た情報には限りがあるということ。これは、利点と紙一重なのだが弱点のほうで紹介しておく。

本書ではここまで一貫して、病理診断があたかも臨床診断の一部であるかのような（実際には無数のくり返しの一角であるというニュアンスの）書き方をしてきたので、いまさら病理診断だけを単独で行うことには思いが至らないかもしれない。しかし、未だ大多数の病理医は、臨床のことがわからなくても病理診断だけを独立して行うことができれば十分に医療に貢献できるという姿勢を取っている。これはまあ実務上はその通りなのだが、**病理診断が最終的には clinical sequence の中に組み込まれるという現実から完全に目を背けた病理診断は、かなり自己満足的なものになる。**

38）これに関して興味関心のあるタンパク質が細胞内で実際にどのように局在し、またリアルタイムで動いているのかを解明し続けている松田道行先生の震えるほど素晴らしいレビュー（2019年病理学会宿題報告の内容まとめ、Matsuda M, et al. Pathol Int 70: 379-390, 2020）があるので、機会があったらぜひご覧いただきたい。

39）私見中の私見

40）私は基本的にニッチ lover であり、國松淳和 mimicker を志す者でもあるので、彼および彼の師匠たちがよく使うゲシュタルトという概念・言葉を喜んで使う

結局のところ、医学研究はともかく診断とは治療や患者の生活維持のために行われるものであり、「病理診断のための病理診断」は、美しいとは思わない。

病理医にしかわからない根拠を並べて、病理医だけに伝わる文章を書き連ねたレポート（病理診断報告書）は、次第に読まれなくなる。読まれるのは、せいぜい箇条書き部分だけだ。「それでもいい」と割り切って役割を果たすのはひとつのやり方である。しかし、それでは**医療の拡張につながらない**だろう。

病理診断の第二の弱点。それは、病理医が見ている標本に強いセレクションバイアスがかかっていることである。まず、臨床医が生検や手術を行おうと思うきっかけがなければ病理診断には至らない。次に、手術を行いたくても多発転移があるからインオペ（手術非選択）となった場合にも病理診断は行われない。実際、進行膵癌の半分以上は病理医の目に触れないのではないかと思う。

かつて、この弱点を解消すべく、病理解剖による全臓器のチェックというのが行われ、「少なくとも死んだ人については、何かがあってもなくても全検索しよう」という風潮があった。あるいは早期胃癌の全割検索[41]のように、「病変部しか見ていない病理医」という汚名を晴らすための工夫が凝らされた。すなわち、昔の病理医は**正常像も知っていた**のである。先人たちの素晴らしい業績には敬意を払うが、これらは過去形になったと言わざるを得ない。各種感染症をはじめとする疫学的な疾病罹患率は、時代を経て激変している。例えば、今はピロリ菌が陽性である胃のほうが、ピロリ菌がいない胃よりも少なくなりつつある。病理解剖件数の激減により、最新データを以前ほどには集められていない状況を踏まえると、現代を生きる私たちは、非腫瘍性組織や正常の組織が**本当はどういう姿をしているのか**については、データを更新できていない。現代の私たちは**採ってきたものしか見ていない**のだ。

病理診断の第三の弱点。それは、ダイナミズムに弱いということだ。ホルマリンに浸漬し、タンパク質を架橋させて時間を止めて行う病理診断であるから当然といえば当然である。

なお、先にも述べたように、多くの例数を経験することで、例えば大腸癌の進行癌から早期癌へ向かって複数症例を仮想的に並べて「時間軸を再現しようとする試み」は可能だ。系統樹を辿るような検索[42]。あるいは、時相により出現する炎症細胞の違いや線維化の違いなどを見ることで、「止め絵」であっても過去に何がどの順番で生じたかを**推し量る**ことはできる。

しかし、例えば心臓がドックンドックン動いているそのときに、僧帽弁の周りにどのような乱流が形成されているかとか、肺塞栓発症時の12時間前から肺内の血管にどのようなことが起こっているかといった、比較的速度の速いダイナミズムについては、プレパラート診断では手が出せない。そもそも前述の推し量る作業に関しても、先ほどから病理診断は解像度が高くて位置情報が「手に取るようにわかる」と鼻息荒く主張した勢いに比べると、だいぶ弱い。そう、病理診断は空間分解能は高いが、時間分解能が最悪なのである。ここに逆にプライドを刺激されて、**見てきたかのような時間軸シェーマを描く**タイプの病理医[43]もいるけれども、まあご苦労なことであるし、実際多くのデータから「おそらくこのような経過の末に病変はこのような形態を取っているのだろう」と仮説形成を行うのは非常に大変である。

41）旧・国立がんセンター（現国立がん研究センター）中央病院病理部の佐野量三先生をはじめとするグループは、胃癌の手術検体に対して「病変のある場所以外も全て短冊切りにしてあらゆる粘膜をチェックする」という泥臭……執念の検索を行い、我が国の早期胃癌の歴史に鏑矢を放った。『胃疾患の臨床病理』（医学書院、1974）は今読んでもかっこいい

42）『系統樹思考の世界』（三中信宏 著、講談社、2006）に詳しい

43）『上部消化管内視鏡診断マル秘ノート 1』（野中康一、市原真 他 著、医学書院、2016）。『上部・下部消化管内視鏡診断マル秘ノート 2』（同、2018）。『臨床が変わる！画像・病理対比へのいざない「肝臓」』（大村卓味 監修、市原真 編著、金芳堂、2020）。『Dr.ヤンデルの臨床に役立つ消化管病理』（市原真 著、羊土社、2020）。カンタンに言うと私のことである

私の嫌いなフレーズがある。最後の一文は既出だがあらためて全文を出そう。

> 内科医は何でも知っているが何もしない。外科医は何も知らないが何でもする。精神科医は何も知らないし何もしない。病理医は何でも知っており何でもするが遅すぎる

はっきり言っておくが、時代遅れにも程がある。病理医の仕事が解剖中心であった150年前に通用したフレーズであり[44]、内科医も外科医も精神科医も怒るだろう。病理医の仕事が遅すぎるというのは完全にうそであり、これでは病理医が風評被害を被る。例えば生検が行われるのは診断の序盤から中盤だし、治療や維持を含めた臨床の諸行為の中ではもっぱら前半部である。そもそも医学研究とは、この先を見据えて、多くの未病者がいつか病の側に来たときにそれを助けるための手段であって、早すぎるというならまだしも遅すぎるなんて心外である。

で、私なりに、本項の内容をふまえて、病理医のありようを臨床医と比較して言うならば、こう言うほうがよっぽど適切だろうと思うのだ。

> 臨床医は全てを見たように語り、病理医は局所を語るように見る

この非対称性に、病理診断の利点と弱点とが凝縮されているように感じる。

実走

さて、皮膚病理の話をする。皮膚科医ルートを俯瞰する上で、病理診断の利点と欠点の話をしたのには理由がある。個人的な意見だが、皮膚病理の話をすると病理医が完璧に見えすぎてしまうきらいがある。自画自賛が過ぎてなんだか気持ち悪くなるのだ。そこで、あくまで公平に病理診断の

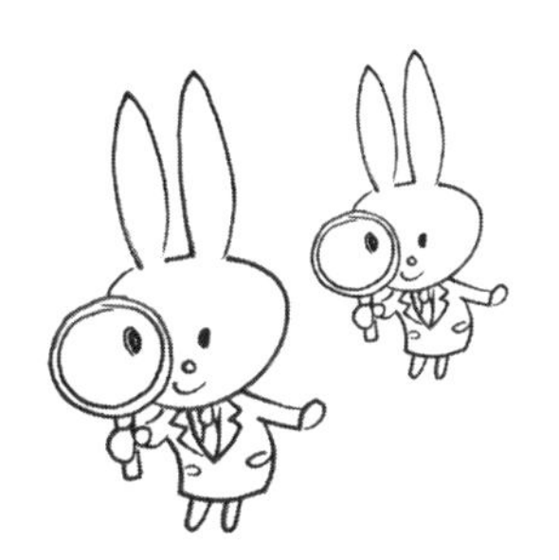

ことを記そうと気持ちを新たにした結果、利点と欠点を列挙するはめになったというわけだ。

言い訳をグダグダ書いたけれども、あなたがもし皮膚科を実習で回ったことがあるとか、あるいはそのものずばり皮膚科医だとしたら、皮膚科領域において病理診断は、どこか遠くで起こっている他人事ではなくて、完全に**臨床の範疇**だということをわかっていただけると思う。ここで思わず臨床、bed side という言葉を使ったが、ベッドの横でほとんど全てを目視できる臓器というのは、皮膚をはじめとするごく限られた領域だけである。口腔内、眼底（これはベッドサイドだときついか？）、耳や鼻の中、直腸内、膣内。**手や器具が届くところ**は組織学的には重層扁平上皮で覆われているという特徴があり（眼球と子宮頸部～膣部の junction を除く）、外的な刺激に対して強固であることを優先し、分泌や吸収については二の次とする合目的な細胞分化・細胞配列を示す。

特に皮膚は他の臓器と異なり、医者も患者も病変を目視できる。患者の主訴は、しばしば医者の目撃する病態と一致する（ただし解像度は違うが）。他科のあらゆるドクターたちが見えないものを見ようとする試みに時間と神経を割く間、皮膚科医は**見えるものをより見ようとする**。これって病理医っぽいな……と思っていただければ、長ったらしくトレイルルートを俯瞰した甲斐がある。

皮膚科医がもし、まんぜんと皮膚を見たならば、見えるのは表皮、それも角化層ばかりだ。ここに理論を持ち込むからこそ意味がある。皮丘と皮溝を見比べ、対称性に思いを馳せ、隆起の立ち上がり方を見逃さず、透見する色調から真皮表層部に何が起こっているかを想像する……これらはいずれも理論に裏打ちされた**透見**である。

私は、皮膚科医に限らずあらゆる臨床医が、見える範囲の情報から（比喩的にいうところの）深部を診ようとする姿勢が大好きだ。例えば内科医

44）病理医がオチに使われているためか、病理医以外はほぼ知らない言葉であるが

が、胃カメラや大腸カメラを通じて粘膜の深部や粘膜下層に何が起こっているかを推測しようとすること、CTやMRIという間接的な目で実質臓器を「透見」しようとすること。皮膚科医の用いるワザはなかでも最も歴史が古く、先達が蓄積してきた経験値も（透見に関して言えば）他科の及ぶところではない。凄みがある。

皮膚は、ちょっとつまめば深部の情報も採れるという点が病理との距離を近くしている。膵管生検や経気管支生検での苦労に比べれば技術的にはだいぶ平易[45]だ。このため、皮膚をちょっと採って細胞を調べる、すなわち皮膚病理という手段の歴史は長い。そもそも、『Rosai and Ackerman's Surgical Pathology』（Elsevier、2017）にしても、『外科病理学』（第5版、文光堂、2020）にしても、病理診断学の網羅的大著はたいてい皮膚病理（dermatopathology）からスタートする。別にAckermanが皮膚病理医だったからという理由だけではなかろう。皮膚こそは病理の生まれ故郷なのである。

ところで大多数の臨床医にとっては、皮膚科の話をいきなり出されても他人事と思ってしまう可能性は高い。さらにここまでの流れをぶち壊すようなことを言うと、実は病理医の一部も皮膚病理にあまり興味がなかったりする！　派閥による……と言ってしまうとあまりにアレだが。なぜ病理医（の一部）が皮膚病理と疎遠になりがちか、ということを付記しておく。皮膚科においては病理診断があまりに身近すぎて、自分で臨床診断した皮膚を、自ら顕微鏡を用いて判断したいという皮膚科医が相当数いるために、**病理医に任せずに**皮膚科内で話を片付けてしまう傾向が高い。そういうのを目の当たりにした病理医は、皮膚は自分たちが見なくてもよい臓器と判断してしまうのだ。

さらに言うと、皮膚病理というのは、良悪の判断が必ずしもメインとならない。大腸癌の手術検体から勉強をスタートした病理医にとって、**良悪を超えた部分で**、細かい組織のニュアンスを毎回箇条書きせずに文章で書かなければいけない皮膚病理診断のハードルはそこそこ高い。

皮膚病理というのは、体系立った勉強をしないとついおろそかにしがちなのである。かくいう私も長い間、皮膚病理が苦手だった。

不勉強だった私を変えたのは、やはり、尊敬できる皮膚科医との出会い。私たちは、必要とされるならば勉強したくなる生き物である。なにせ、臨床医と違って、誰かに感謝される経験が少ない。だからこそ、まれに臨床医から「先生のおかげでよくわかったよ」などと言われると、その臨床医のためにこっそり勉強しておいて、また喜ばせてやろうと一気に20万円分くらい教科書を買って通読したりする。

あらためて皮膚病理を勉強するとこれがなかなかおもしろい（患者にとっては失礼な話だが)。古典的な病理所見の数々、例えば小血管周囲にリンパ球や形質細胞主体の炎症細胞浸潤が起こるとはそもそもどういうことなのか、好中球というのは他の炎症細胞に比べてどんな意味をもつのか、線維芽細胞って結局なんなのか、線維性結合織が増えることが生体にとってどういう意味をもつのかといった、**癌か非癌かではない病理総論**を非常に丹念に学ぶことができる。

おすすめの教科書は2冊。これらは皮膚病理と書いてあるが、はっきり言って、消化管病理をやる上でも役に立つし、肝臓病理をやる上でも役に立つ（と思う）し、婦人科病理をやる上でも役に立つ（と思う）し、脳腫瘍を学ぶ上で……はあんまり役に立たないかな……。

『皮膚病理イラストレイテッド ①炎症性疾患』(今山修平 著、学研メディカル秀潤社、2012)
『“目からウロコ”の病理学総論』(真鍋俊明 著、金芳堂、2018)

これらを通読した上でエッセンスを語る……と単なる書評になってしまう。まあそれでもいいくらい素晴らしい教科書なのだけれど、ここではあ

45）一方で審美的な問題というのがあるし、生検による病変の破損や感染の合併などの困った事象も起こるわけで、臨床医がそれほど気楽に生検できるわけではないことは、言わずもがなだが添えておく

えて、これらの教科書ではさほど強く触れられていない皮膚病理の話をする。

病理医を志す若手の大半は、大学病院で研修をしていることだろう。彼らにとって皮膚病理というのは、皮膚科医とベテラン病理医とが集合顕微鏡をのぞきながら高度で複雑なことをぐちゃぐちゃ議論している世界だと思う。皮膚病理はいかにも深淵であると感じるだろう。**大学病院の皮膚科医は99%の確率で皮膚病理診断に精通している**ので、病理医は皮膚科医が顕微鏡で見てほしい所見を限定的に、しかもマニアックに見ることでサポートをする。Clinico-pathological sequence が強固すぎるから、ペーペーの病理医が出て行って新たな所見を見いだせることはまずない。

普段、そういう皮膚病理ばかり経験（というか同席）している大学病院病理部所属の初学者が、あるとき、バイト先である関連病院で診断の下書きをしてこいと命ぜられる。「なあに、難しい診断については持ち帰ってくればいいし、簡単な診断も自分一人で書く必要はないよ。必ず上級医がサインアウトしてくれるから、気軽にやっといでよ。実動8時間で○万円だよ。稼いでおいで」。そう背中を押されてトボトボと市中病院に出かけていく。置かれているマッペを見る。プレパラートは大した数ではない。大腸ポリープ、大腸ポリープ、胃潰瘍からの生検、胃癌疑いの生検、そして皮膚……。ここではじめて、若手病理医は、大学では経験しないタイプの **common な皮膚病理検体**と出会う。おっかなびっくり。ええと、「粉瘤疑い」かあ……。

データベースで過去の症例を検索する。臨床診断に粉瘤と書いてあるものを探す。過去にエライ人が書いた所見をコピペしながら、今回の症例がそれに合っているかどうかを、絵合わせするように確認する。「ええと、表皮に著変はありません。真皮から皮下にかけて、異型に乏しい重層扁平上皮に裏打ちされた嚢胞性病変を認めます。嚢胞内には層板状の角化物が貯留しています……」。

皮膚病理は落差がありすぎる。

大学病院の高難易度の皮膚病理にはおいそれと足を踏み入れがたい。市中病院での皮膚病理はたいてい epidermal cyst と seborrheic keratosis と、nevus が melanoma でないことを確認する作業。人呼んでコピペ 3 本柱。Common と Special の差がでかい。「間」を経験するタイミングがなかなか訪れない。

門前の小僧として上級医と大学の皮膚病理医とのディスカッションにがんばってついていくと、そのうちナニヤラ皮膚が診られるような気にはなるけれども、common な病態に関しての理解は広がっていかない。過去のエライ人の所見をコピペすることが病理診断だと思っているうちは、バイトの診断があなたの病理学的な見識を広げることはない。少なくとも、アブダクション（仮説の形成や科学の拡張）などは不可能である。

絵合わせして共通点を探して、見つかったら写してる、それだけ。

こんなの手間はかかるけど中学生でもできるじゃん。

医師免許いらないじゃん。皮膚病理つまらんじゃん。

……このようになってしまう病理医は確かにいる。

もちろん、病理診断に絵合わせ的な部分は必要である。自分の目の前にあるプレパラートとよく似た画像を、アトラスの中から見つけ出すのがどれだけ速くなるか。そこに経験があると、つい信じてしまいたくなる瞬間が確かにある。なにせ、組織診断の世界は広大だ。卵巣腫瘍は WHO blue book には大項目だけで 80 個以上登録されている。こんなの全部ストーリーで覚えていられるわけがない。唾液腺にもすごい量の腫瘍。軟部腫瘍だって血液腫瘍だって。おまけに**病理診断は腫瘍だけを相手にするわけじゃない**……。

だから皮膚病理だって絵合わせになっていく。難しい大学病院の症例は、**ストーリーを追いきれるくらい専心している**皮膚科医に任せておいて、common disease は絵合わせで最低限の質を担保して乗り切る。本棚には絵合わせに向いたアトラスが次々と並んでいく。

けれども。

けれども、そこで、『皮膚病理イラストレイテッド』や『“目からウロコ”の病理学総論』に立ち返るべきなのだ。そこには、絵合わせ以前にやるべきだったはずの、しかし専門じゃないから諦めていたストーリーが載っている。そして皮膚病理のストーリーは不思議なことに、**皮膚病理以外にも適用可能なのである。**

マンガ『フラジャイル　病理医岸京一郎の所見』（草水敏 原作、恵三朗 漫画、講談社）の6巻に、病理医を目指し始めた医学生・布施が、雲南医大・多田恵子教授、通称「赤いスイートピー」のもとで病理診断を学ぶシーンがある。教授はこのように述べる。

多田「布施　お前　バカか？　炎症の急性と慢性　いつになったら区別できるようになるんだ？」
布施「すみません」
多田「いつかと聞いてる　答えろ」
布施「明日です」
多田「明日だな？　19時までだ」
布施「はい」
多田「じゃー明日19時に　布施が行きたいって言ってた居酒屋予約するから」
布施「ありがとうございます」
多田「いい吟醸酒を置いてる」
布施「ありがとうございます」
多田「絶対明日までだぞ」

布施「はい！」

ちょっと引用が長すぎたが、このとき、多田教授は「炎症の急性と慢性の区別」という問題を医学生・布施に対して提示している。このシーンで特筆すべきは、**布施がこの質問に答えられない**という事実だ。医学部の5年生である布施美玖は、頭脳明晰で可憐。うさ耳が似合い、私のATOKがフルネームを記憶している、というこれ以上ないくらい優秀な医学生として描かれているのだが、原作者の草水敏氏のねちっこい性格、および作画の恵三朗氏の堂々たる設定厨っぷりを考慮すると、当然、布施美玖は**医学部で習う程度の病理形態学**であればすでに習熟しているものと考えるべきである。「急性炎症といえば好中球、慢性炎症といえばリンパ球や形質細胞」ということ**くらいは医学部で習う**のだ。となると、ここで布施はなぜ教授の出した命題に答えられなかったのか？

布施は多田の命題に、医学部の基礎知識だけで答えることもできたはずであるが、彼女はそうしなかった。急性と慢性の区別が、学部の講義をなぞった程度の知識で語って良いクエスチョンだとは考えなかった。

普通の学生であれば、「急性炎症は好中球が出ます」などと答えて、多田に切り出し刀で袈裟斬りにされているだろう。「その程度しかわからんのなら病理は無理だ」くらいのことを赤いスイートピーは言う。この残酷なひと言は医学生に10年は癒えない傷を残すだろう。週に3度は体育会系のサークルもしくは部活に精を出し、毎週金曜日はやさしいおかみさんのいる居酒屋で部員と一緒に一ノ蔵か何かをカッ食らい、先輩から過去問リストを受け継ぐことで普通に単位を重ねてきた程度の医学生は、二度と病理学教室の敷居はまたげない。

しかし布施美玖は違った。なぜか？　それは彼女がこのとき、**皮膚病理標本を見て考えていたからではないか**と大胆に考察する。

布施が当該シーンで集合顕微鏡で見ている検体が、実際に**皮膚検体であったと仮定しよう**。題材としては何でもいいのだが、ここでは依頼書に「接触性皮膚炎疑い」と書いてあったものとする。接触性皮膚炎もしくは接触皮膚炎は、(主として) 遅延型過敏反応の一種であり、外界から刺激を受けるために炎症の主座が表皮にあり、海綿状態と呼ばれる表皮の変化をみる。さらに、抗原排除のために細胞回転も促進されるため、表皮の細胞の新生が加速され、錯角化と呼ばれる現象も付随してくる[46]。これらはいずれも反復する接触に対する炎症なのだから、慢性炎症として記載されるべきだ。しかし、**接触皮膚炎にはときに好中球も混在する**。ここで、「好中球があれば急性炎症だ」と短絡する平均的な医学生は呆然として失禁するだろう。**組織診断とは穴埋めクイズではない。**

布施のような洞察力に優れ美しく気品がありうさ耳が似合う病理医のタマゴは懊悩しただろう。「どうやら炎症の急性と慢性というのは、好中球だけで診ていいものではないのだな」と、眉根を寄せ、気品のある面持ちで深くため息をつく。その吐息で凡百の医学生は光の中に消え去る（ニフラム)。

そしておそらく布施は思い出す。そういえば[47] 以前に見た胆石症のときには好中球が大量に出現していたけれど、その一方で、胆石発作を繰り返した胆嚢壁はガチガチに線維化し、肥厚していた。あのとき慢性胆嚢炎でいいでしょうかと多田に問うたところ、多田は短く“acute on chronic”と答えた。そしてしばらく間をとり、静かに「よく考えてみろ、ストーリーを考えて細胞を解釈しろ」とも言った。**もしやあそこにヒントがあるのだろうか**。「急性と慢性を区別せよ」。「慢性の炎症状態の上に急性炎症がオーバーラップすることがある？」　布施は考え込む。即答はできない。しかし「明日の 19 時まで」なら大丈夫。この間に、**きちんとアブダクション**して、「ストーリーの解説までしてくれる優れた教科書に出会えるならば」、私は必ず多田教授の意図に応えることができ、それはきっと**病理学総論的なものの見方**をひとつ増やしてくれるだろう。ただ 1 材の皮膚生検を絵合わせで診断するのとは比べものにならないくらいの学びを、私にもたらしてくれるはずなのだ……寿ぎの吟醸酒とともに。決意を新たにした布施の前に、雲南医大病理学教室の若い助教がそっと教科書を手渡してくれる。「ボリュームはあるけれど、きっとこれを読めば、布施さんの知りたいことの答えが……いや、知りたいことの答えを出す手伝いをしてくれることが……書いてあるよ」。ヘマトキシリンを思わせる青紫色の表紙。それこそまさに

『皮膚病理イラストレイテッド』[48]。

何の話だ。違う世界に行ってしまった。戻れなくなるところだ。

以下、付記。閑話休題と書こうかと思ったが、もう本筋がよくわからない。

私は消化管病理、肝臓病理、胆膵病理、肺病理、乳腺病理などを頻繁に診るが、なかでも消化管や肝胆膵領域についてよく講演を頼まれる。その多くは**臨床画像と病理組織像を対比**する内容だ。ただし、画像との対比を前提としない純粋な病理学の講演を依頼されることもある。

また、デジタルパソロジーやAI、あるいはSNSといった新技術についてしゃべってくれと言われることも多い。これもまあ、なんとなくわかる。ただしもうひとつよく頼まれるテーマがあって、それはなんと「炎症」である。これを聞くと多くの病理医は驚く。「お前みたいな若い病理医が、新技術とか画像対比のことを依頼されるのはわかるけど、なんだよ、炎症って……ゴリゴリの総論じゃないか」。

一方で臨床医たちに尋ねてみると、彼らはこのように言う。

「炎症を専門に診ている病理医ってぜんぜんいないんだよ。胃とか大腸とか肝臓みたいに、各論の専門家はいるけどさ、炎症については誰に聞いていいかわかんない。偉い人に聞いていいのかもわかんない。だからとりあえず講演料が安い[49]市原でいいかなって……」

46）『皮膚病理イラストレイテッド ①炎症性疾患』による
47）この「そういえば」が、病理総論的姿勢であり、アブダクションである。蛇足
48）著者とは面識が一切ないですし、利益供与関係も一切ございません
49）教授じゃないから？

まあ確かに偉い人に聞くのはちょっと怖い。わかる。そういう意図あってのご指名なら仕方がない。こうして臨床医が興味を持ちそうな臓器に関する炎症性疾患を列挙して、解説を作ることになる。

「今回の依頼医は、下部消化管の診療を得意としているな。ならば、カンピロバクターとエルシニアとO-157それぞれで炎症のスタイルが違うことを述べよう。結核の話も、炎症性腸疾患（inflammatory bowel disease：IBD）も扱おう。薬剤性腸炎の話もしよう。非特異性多発性小腸潰瘍症（Chronic enteropathy associated with *SLCO2A1*：CEAS）にもちょっと触れるかな」。こうやって疾患ベースでプレゼンを作るのは、いかにも病理医の正道である。

しかし……。

「症例の網羅」だけに頼った講演の反応は、往々にしてイマイチである。 アトラスを順番にめくっているかのような発表になってしまうからかもしれない。

そこで一計を案じた。講演の冒頭に、『皮膚病理イラストレイテッド』に基づく炎症総論をぶちこんだのだ。これは飛び道具的に作用する。

毛細血管後静脈の周囲に浮腫が起こるのはなぜか？

間質浮腫と炎症の関係は？

炎症細胞の中でも好酸球が主役のときにはどういう組織像が出るのか？

好中球の寿命はそもそも2日くらいしかないということを知っているか？

こういう話はたいていの臨床医にとって「はるか昔に聞いたことがある気はするが、現場で働くとまとめて学び直す機会はない話」として好意的に受け止められる。実のところ、これらをはるか昔に**聞いたことがある臨床医などまずいない**のだが、総論というのは聞いたことがあるような気持ちになっているものだ。

これはある種のピットフォールなのだと思う。**総論というのは聞きかじる。**しかし、まじめに取り組む機会はない。だから取りこぼす。

各論中心の臨床向け講演では、『皮膚病理イラストレイテッド』を駆使して炎症総論を添えることで、あたかもスパイスによって素材の味が格段に良くなるように、講演全体が引き締まるのである。たいていの場合、スタンディングオベーションまで行く[50]。

病理学の総論というのは思った以上に役に立つ。そして、話をあらためて本項の冒頭に接続させると、病理学の総論は、結構、皮膚病理に含まれているのだ。病理医になるための研修中に担当する皮膚病理は、超絶高難度ケースと common すぎるコピペ対応ケースに二極化していて中庸というのになかなか出会えないのだけれど、本当はそれ以外の中間部分に大事な病理総論エッセンスがいっぱい眠っている。

「ストーリーをきちんと語る病理学総論としての皮膚病理」を意識的に学ぶために使える教科書を振り返っておく。

『皮膚病理イラストレイテッド ①炎症性疾患』
『“目からウロコ”の病理学総論』
『Quick Reference Handbook for Surgical Pathologists』（Rekhtman N 他 著、Springer、2011）
『スパルタ病理塾』（小島伊織 著、医学書院、2020）
『外科病理診断学　原理とプラクティス』（真鍋俊明 監修、三上芳喜 編集、金芳堂、2018）
『画像詳解完全病理学 総論』（堤寛 著、医学教育出版社、2005）

ああもう途中から皮膚病理に関係なくなってきてしまった。つい。

思い付くままに列挙した。これらをいずれは全て読むにしろ、皮膚をとっかかりにすることは結構おすすめである。ただまあ普通かけ出しの病理

50）行かない。最後のはさすがにうそ

医は、ボスが得意としている臓器の勉強をするのに忙しくて、なかなか病理学総論までは手が回らないものだということもよくわかっている。心の片隅に留めておいてほしい。

4 血液内科医ルート

トレイルルート俯瞰

「血液内科医ルート」を俯瞰するためには、血液内科と病理診断科との付き合いだけを眺めていたのではおそらくさまざまなニュアンスが伝わらないだろうな、と本項を書き始める今、フワフワと考えている。

突然だが、肝臓腫瘍の大多数には生検が施行されないということをご存じだろうか。……偉そうに書いたけど、たぶん医学生であっても臨床実習を終えていれば知っている人のほうが多いだろう。「知っとるわ」と言われておしまいな気もする。逆に、働き始めて20年以上が経過し、長いこと肝臓の診療に携わっていない（肝臓内科以外の）内科系ドクターのほうが知らないかもしれない。

つまりは、この20年で変わってしまった臨床手技の話をする。

「肝臓の限局性病変を4つ挙げよ」と言われたら、肝嚢胞（cyst）、肝血管腫（hemangioma）、肝細胞癌（hepatocellular carcinoma：HCC）、そして転移性肝癌（いわゆるメタ）が頭に浮かぶ[51]。あるいは、超音波検査技師であればここにfocal spared area[52]を、放射線技師であればシャントなどを挙げる場合もあるだろう。この他、頻度は少ないが有名な病変として、肝内胆管癌（intrahepatic cholangiocarcinoma：ICC/iCCA）、限局性結節性過形成

51）参考：『臨床が変わる！画像・病理対比へのいざない「肝臓」』（大村卓味 監修、市原真 編著、金芳堂、2020）

52）日本語訳すると限局性低脂肪化領域などと呼ばれるが、「限局性・相対的・低脂肪化領域 in 脂肪肝」とでも呼ぶのがニュアンス的には正しい。そしてこれだと長すぎるのでフォーカルスペアドエリアと呼称されるケースのほうが多いと思われる

（focal nodular hyperplasia：FNH）、血管筋脂肪腫（angiomyolipoma：AML）、肝細胞腺腫（hepatocellular adenoma：HCA）などが、ざざっと想起される。
これらの診断において、針生検による診断が行われることは、少なくとも令和の時代には、ほとんどない。

肝臓をはじめとする実質臓器に対し、体外や臓器外から針を刺して標本を採取する針生検は、腫瘍を播種させる危険が常に生じる。そこでリスクとベネフィットを天秤にかけ、組織診断確定というメリットが、播種のリスクをはるかに凌駕する例であると判断された場合にのみ、生検が行われる。

例えば、膵臓や肺の進行癌に対し、経胃的、あるいは経胸壁的に行われる針生検は許容されることが多い。これらの癌では、とにかく癌の組織型が確定しないとその後の化学療法が始められないし、生検施行時点でリンパ節転移や遠隔転移などがすでに存在しているケースが多く、「今さらの播種」を気にする必要性が少ないからであろう[53]。

また、乳癌の場合は、体外から乳腺に針を刺しても播種を起こすような腔を通過しないので、比較的安全に針を刺して組織採取が行える。甲状腺では組織診（histology）よりも細胞診（cytology）を行うことが多いと思われるが、これも表在臓器ならではの検査法である。

さて、HCCの場合は、リスクを冒して針生検をするメリットがほぼなくなってしまった。EOB-MRIをはじめとする造影技術の発達により、放射線科的な診断制度が十分に高くなったからである。病理診断をしなくても、放射線科の診断でほぼ確定診断できてしまうところまで、画像の精度が上がった。
試しに、2007年頃の研究会[54]記録を振り返ってみる。かつては、HCCを焼灼するラジオ波焼灼療法（RFA）を行う際に、腫瘍から組織を採取していたようだ。ラジオ波で腫瘍を焼いてしまうということは、その腫瘍を病理で診る機会が失われる。当時はまだ臨床医も病理医も、病理診断こそが確定診断であると思っていたから、焼く前に病変が本当にHCCであるかどうかを確認しなければ不安だったのであろう。ラジオ波用の針を腫瘍に刺すついでに、組織も採取して病理に提出するのは自然なことであった。

でも、今ではこんなことはしない。EOB-MRIや造影超音波、CTAP/CTHAなどの精査によって画像的にHCCと診断し、サイズや個数、隣接する大血管との位置関係などが適切であれば、組織を採取せずに、すなわち病理診断を経ずにHCCと確定診断し、ラジオ波で焼いておしまい。あとはFollow-upである。

病理診断があらゆる臓器でgold standardだった時代は終わったのだ。特に肝臓ではその傾向が強く、HCCだけでなく転移性肝癌についても組織採取を行わずに化学療法に突入するシーンがしょっちゅう見受けられる。診断という未来予測行為において、ベイズ推定方式でくり返し、積み重ね、別の視点を用いて病変を評価するという原則は変わらない。しかし、病理診断がなくても臨床の技術だけで患者と主治医が納得して治療に移ることができるなら、わざわざ合併症のリスクをかけてまで病理診断を行う必要はない。

全身のあらゆる臓器に先駆けて、肝腫瘍における病理診断の必要性が低下した。とはいえ、ラジオ波で焼けないような単純結節周囲増殖型、もしくは多結節癒合型のHCCに対しては手術を施行するし、肝内胆管癌も適応次第では切除される。比較的悪性度の高い病変はこれまでと同様に手術検体が提出され病理診断が行われる。一方で病理医がぜんぜん目にしなくなったのは、早期肝細胞癌とか異型結節（dysplastic nodule）とかFNHといった悪性度が高くない（あるいは良性の）病変

53）逆にステージが比較的早期の癌に対しては、経気管支的な生検や膵管生検を駆使することで、体腔内への播種リスクを下げるための工夫がなされる

54）Liver Cancer 13(2), 2007を参照した

である。肝臓専門医たちはしょっちゅうMRIで目にしているけれども、病理医はなかなか診る機会がなくなった。

Follow-upに病理なし。焼灼治療に病理なし。

病理診断が常に**検体採取された病変しか診ることができない**というバイアスを抱えていることに自覚的でなければいけない。

臨床医は全てを見たように語り、病理医は局所を語るように見る

前項でこう述べたが、病理医はもはや全てを診ることはできないというのもまた事実である。

肝臓の話をもう少し続けよう。

血管筋脂肪腫（angiomyolipoma：AML）という病気がある。その名の通り、血管成分、筋成分、脂肪成分をさまざまに含有する[55]が、多くは良性病変とされ、脂肪成分の混在パターンやearly venous returnのような画像診断[56]的特徴によってAMLと診断がつけば、特に生検などは施行されずにそのままfollow-upに回る。この場合、**病理診断を必要としない**。

一方で、AMLに対して針生検が行われるケースも存在する。基本的に、**AML疑いとして針生検されるような病変はそもそも画像診断が難しい**（もちろん私見）。脂肪成分ががっつりあれば放射線科医とて、「脂肪沈着を伴うHCC」などと慎重に鑑別を行いながら最終的にAMLをきちんと弁別するから針生検の必要はない。しかし、脂肪成分があまりないAMLでは画像診断は難しくなる[57]。T1強調out-of-phaseで微弱な脂肪成分を読みとれば診断に有用だとか、early venous returnを読みとればいいなどと教科書的には言われているが、典型的なHCCほどやすやすと診断は進まず、画像診断だけでAMLと確診してfollow-upに回すことが躊躇される場合も

ある。

生検が行われるのは大抵そういうときだ。**画像が難しいから生検をする。**

このとき、放射線科医が頭をひねった症例で病理医がスナップ的に診断を下せれば誇らしいことだが、ご想像の通りそうは問屋が卸さない。例えば prominent trabecular pattern と呼ばれる像で HCC や HCA との鑑別が難しくなるケース、あるいは inflammatory pseudotumour-like variant と呼ばれる像[58]で MALT lymphoma との鑑別が難しくなるケースなどは、私のような市中病院勤務の病理医であってもときに経験する。**画像的に他病変を mimick する病変は、組織所見だってある種の mimicker になる。**

次第に病理医は「肝臓の AML は脂肪沈着が少ないから、腎臓の AML に比べると診断が難しいよね」みたいな histological pearl を身に付けるようになるが、よくよく掘り下げていくと、病理医が目にする AML は、そもそも診断が難しいものばかりなのである。放射線科の診断ですでに follow-up に回っている AML のデータは病理側にはやってこない。

現在 AML で検索して出てくる論文の中には、病理診断で確認した脂肪沈着の度合いを解析した報告がかなりあるが、これは正直「外科が採るに至った AML だけだろ？　だいぶ偏った検討だなあ」と考えてしまう。意味がないわけではない。しかし偏ってはいる。その偏りにせめて意識的でありたい。私たちは gold standard を気取りながらも、standardize するのに必要なだけのデータを併せ持っていない。

肝臓では、放射線科医や外科医たちの不断の努力によって、病理診断が

55）Tsui WM, et al. Hepatic angiomyolipoma:a clinicopathologic study of 30 cases and delineation of unusual morphologic variants. Am J Surg Pathol 23: 34-48, 1999

56）Kassarjian A, et al. Angiographic classification of hepatic hemangiomas in infants. Radiology 222: 693-698, 2002

57）『肝の画像診断 画像の成り立ちと病理・病態 第2版』（松井 修 他 編著、医学書院、2019）

58）これも Tsui WM, et al.

押しも押されもせぬ最終診断の立場を離れ、**難しいときに一緒に悩んでもらう役目**に変化したように感じる。

私がしばしば後輩の病理医や超音波検査技師相手の講演などで口にするフレーズがある。

「肝臓診療において、病理診断はもはや最終診断ではなく、めちゃくちゃ使い勝手がいい造影検査くらいの感覚で使ってほしい」

偽らざる本心である。こと肝臓に関して、私が病理診断を下すときは必ず臨床画像診断を参照する。病理診断で臨床画像診断をひっくり返したケースは、この10年間でおそらく3、4度。それも、組織型自体が極めて珍しい腫瘍ばかりだ。病理医が臨床画像診断の結果を参照することは、別にカンニングではない。臨床医が判断の根拠とした所見や、診断を難しいと思った部分の詳細を共有することで、病理診断時にも“重箱の隅々”に心を配れるのだ。そうすることでようやく病理医だけが診られることが見えてくる。臨床医が画像でわかることを病理で念押しするのも大事だが、病理医が見抜かなければ誰も気付かないことを見逃しては何にもならない。

肝臓診療の世界、特に肝腫瘍を相手にするとき、病理診断は全く優位ではない。どの臓器にも増して、**一側面にしか光を当てられないモダリティ**であると感じる。

肝臓領域ではなぜこれほどまでに病理診断の優位性が失われるのか？

それはおそらく、肝腫瘍の**血流動態解析**が激烈に進んでいるからだ。病理学的な形態診断の大弱点である**ダイナミズム的**視点によって診断が完遂してしまうと、病理形態学はclinical sequenceにうまく積み重ねられる情報が出せない。

肝臓は、内部に流入する血管が肝動脈（動脈系）と門脈（静脈系）の2つあるという特殊な環境だ。臨床画像診断ではこれらを染め分けて診ることができる。時相を動脈相と門脈相に分けたり、血管造影によって染め分けたりする。腫瘍が存在する部位では、この二元的な血流状態がさまざまに変化する。このようなダイナミズム情報は、心臓から隔絶され、ホルマリン固定によって血液が抜かれた病理標本には反映されがたい。

それでもなんとか病理標本から血流情報を読みとろうと、すなわち、「病理医も臨床医のように血流診断をしてみよう」と考えて、幾人かの病理医たちが、これまでさまざまなアブダクションを進めてきた[59)]。結果はなかなかおもしろく、病理の視点を追加することで臨床画像診断の精度も上がる感触を得ている。ただ、これをやったからといって、病理診断が画像診断より強くなるということはない。やはり、病理診断は特殊な画像検査として活躍するくらいがちょうどいいのだろうと思う。

そろそろ肝臓以外の話をしよう。

例えば消化管、特に大腸の腫瘍を診断するときには、拡大内視鏡を十分に用いることで、ほとんどのケースで病理診断をする前に診断を終わらせることができる[60)]。ハイビジョン化した内視鏡の診断能は高いし、クリスタルバイオレット染色を施行して pit pattern を読むことで、組織診断に頼らずとも腫瘍の組織型まで高確率で推測することができる[61)]。

ただ、肝臓の場合と異なるのは、**それでも内視鏡医は病理診断を必要とする**ということだ。おかげで病理医は、すでに 9 割方診断が終わっている内視鏡切除検体を診ることができる。そして、内視鏡医の診断に積み重ねを試みる。

例えば ESD 検体において、粘膜下層に浸潤した大腸癌が、浸潤先進部で細かく砕け散るように分化度を下げていたら（tumor budding)、普通の SM

59)『臨床が変わる！　画像・病理対比へのいざない「肝臓」』(大村卓味 監修、市原 真 編著、金芳堂、2020)

60)「できる人がいる」くらいのほうが正確かもしれない

61）胃と腸 54(1), 2019（医学書院）などに詳しい。また『上部・下部消化管内視鏡診断マル秘ノート 2』(野中康一 他 著、医学書院、2018）も参照

癌よりもリンパ節転移のリスクが高いと判断される。浸潤した先の情報は、病変を内視鏡で表面から覗いても決して手に入らない。「ほら、ESD 標本を病理に出してよかったでしょう。役に立つでしょう」などとうそぶいてみる。

でも、実臨床を俯瞰してみると、例えば大腸癌の深達度が SM 1000 μm を超えるようなケース（これを俗に SM massive と呼ぶ）では、プレパラートを見るまでもなく、内視鏡的に深達度を推測できる場合が多い。そのような場合は、内視鏡医は ESD を試験的に施行するようなことはせず、最初から外科手術による腸切除＋リンパ節郭清を患者に推奨する。「試しに ESD してみればいいじゃん」という考え方が全くないわけではないのだが、ESD 自体にも（肝臓針生検に播種のリスクがあるように）さまざまなリスクがあり、根治には至らなそうな“お試し ESD”というのはだんだん許容されなくなってきている。すると、病理医が ESD 標本の tumor budding に目を光らせるタイミングは相対的に低頻度となる。

結果として、tumor budding という病理像は「この所見をチェックしていると、まれに、患者をより細かく層別化できる」という程度の微弱なアドバンテージに留まる。消化管専門病理医は大量の大腸癌症例を検討するので、「まれに」という状況を無視しないし、tumor budding によって実際に ESD 施行患者のリンパ節転移を鋭く予測したケースなどもしばしば経験されるのだが「SM 深達距離が深ければ、全部手術でいいやんけ」と考えるような、悪く言えば大雑把、よく言えばドライに現場と向き合う欧米的立場では tumor budding の必要性はあまり取り沙汰されない。

しかし、**日本の病理医と内視鏡医は、微弱な差をないがしろにはしなかった**。少しでも質の高いデータを提供し、それをもとに治療方針をきっちり決めてきた。病理診断による上乗せ効果が微々たるものであっても、病理を省略することだけはやってこなかった。内視鏡で 99％読み切っている検体も、必ず、2 mm 幅で短冊切りにして、細かく病理診断をして、くり返し、ベイズ推定方式に則って尤度比をばんばん上乗せしてきた。

私はそういうマニアックな日本の病理診断が好きなので、このこと自体に文句は全くないのだけれど、ふと冷静になるとき、肝臓との差を感じる。

HCC なんて RFA で焼いちゃうんだぜ！　検体も採らずにさ。「肝臓はなかなか思い切ったなあ」という感想なのだ。

もちろん肝臓と大腸の診療はそもそも背景が違うので、純粋に比べられない。「しなくてもいい肝臓の針生検」と、「治療で得られた ESD 標本」を比較してはいけないだろう。でも、ひとつの思考実験にはなる。

肝臓や大腸以外の臓器はどうか。いずこもだいたい似たようなものだ。病理診断が大事な 1 ピースであることは疑わないけれど、病理診断が未来永劫、臨床の要諦として行われ続けると判断するのは楽天的すぎる。例えば胃の生検は NBI 拡大内視鏡によって省略されることが多くなり、激減した。ほかにも、病理診断が clinical sequence の中で省略してもいい群と見なされる例が、今後も現れてくるだろう。

ひとつ、追加で思い付いたことがある。大腸ポリープにおける discard と呼ばれるやり方だ。主に欧州で検討されている。5mm 未満の大腸ポリープは、仮に癌だとしても粘膜下層浸潤なんてしないし、たいていの場合は過形成だったりするので、**摘除したら病理診断せずに捨てちゃっていいんじゃないの**、というなかなか乱暴な考え方である。臨床試験まで行われた（DISCARD、DISCARD II）。医療資源にも限りがあるわけで、臨床的意義に乏しい病変において病理診断を省略することの意義は、十分に検討する価値がある。ただ、さすがに日本人内視鏡医からはだいぶ抵抗があった[62]。一時期[63]はずいぶんと下部消化管診療の世界を騒がせたものだ。

ところで、ジャパニーズ内視鏡医が抵抗したこの discard method を、病理医はどういう目で眺めていたかというと……。病理診断を省略するなん

62）Matsuda T, et al. Dig Endosc 26 Suppl 2: 104-108, 2014 あたりに詳しい
63）今でも騒いではいるのだけれど私は飽きてしまって追いかけなくなった。すみません

てとんでもない、と怒りをあらわにする病理医は、実はそんなに多くなかった。一部の消化管専門病理医を除いて、この話題はぶっちゃけどうでもよかったのかもしれない。大腸の小ポリープは、消化管非専門の病理医にとって、tubular adenoma と診断するか hyperplastic polyp と診断するかくらいの選択肢しか見いだせないことがほとんどであるため、「さっさと AI で自動診断してくれねぇかな」と少なからぬ病理医が考えている。病理 AI を開発しているベンチャーの多くも、大腸ポリープを稼ぎどころだと考えているフシがある[64]。

つまりは、病理検査室に来る前に（検体を）捨てるか、**病理検査室の中で（人として判断することを）捨てるか**、くらいの差しかない、とも言える。歴史の中で誰かがちょっとさじ加減を間違えていたら、日本でも小さなポリープは全部捨てられていたかもしれない。

if の話をするのはおもしろい。ただ念のため付け加えておくと、現実には多くの病理医が、「せっかく採ったならば、ちゃんと検討したいなあ」という、ある種当然の正義感というか、義務感というか、浪花節感覚みたいなものを持っている。欧米の一部で捨てられ始めた大腸小ポリープの診断も、私たちはなんだかんだで細々とまじめに続けていた。「いずれは AI にお任せかなあ」などと言いながら。

すると最近になって、大腸の早期病変には思ったよりもバリエーションがあるのではないかということ[65]がポツポツ報告されるようになった。がんゲノム研究などの発展とも相まって（前項も参照のこと）、今では早期病変に対する注目度がふたたび増してきている。病理の自動診断 AI（開発中）がしばしばはじき出す「大腸ポリープの診断は以下の 3 種類のどれか。良性、腺腫、悪性」という回答に至っては、雑すぎてイマイチだと叩かれ始めていたりもする（特に下部消化管内視鏡を専門とする消化器内科医からの評判が結構悪い）。早期の病変はなめたらあかんのである。「病理診断を省略すればいいってもんじゃないよ派」が、大腸ポリープの世界では盛り返してきたのだ。もっとも、この話が全ての臓器に適用できるとは私は思わない。

病理診断はあくまで治療を見据えた未来予測の一環として行われるが、かたや肝臓では病理診断が不要となった領域が存在し、かたや大腸では病理医が組織を判断することに今も役割が期待されている。ただし、両者の明暗を分けたのは必ずしもゴリゴリのアカデミアによる検討の結果ではなくて、案外「やらなくてもいいんじゃない？」とか、「せっかくだからやっとこう」的なさじ加減的判断であったようにも思う。「どうせ切除検体が得られるなら、病理まで見たほうがいいんじゃないの？」的な感情が病理診断の機会を増やしているようなシーンを私は少なからず目にしてきた。

多くのがん診療の現場を見ていると、ぶっちゃけガイドライン的診断さえ出せれば、患者と主治医にとっては事足りる。このとき病理医が確定診断までしっかり併走する必要はないし、臨床が全部やれるっていうなら病理はラクでいいじゃないか、という主張も（当の病理医の中にも）ある。

ただ、こういうとき、私の心の片隅にいる小人が消え入るような声で、「見て考える機会は減らしちゃだめな気がするけどね……」とささやきかけてくる。

忘れた頃に本項のタイトルに戻るが、ここは「血液内科医ルート」である。肝臓と大腸、おまけに検査室の建て前と本音などを経由してようやく本筋に入る。肝臓の話は「病理診断が脇役になり始めているジャンルの例」、大腸の話は「病理診断が要らない子になりかけていたけれど踏みとどまった例」として外挿した。では、血液内科はどうか？

血液内科医が病理医に求める内容は、なかなかにしてトガっている。

64）引用するまでもないのでしない。だいたいみんな同じだからである

65）いっぱい例はあるのだが、とりあえず Hashimoto T, et al. Mod Pathol 31: 1588-1598, 2018

彼らは「病理が全部決めてくれるだろう」という投げやりな姿勢は決してとらないし、かといって、「病理なんかいなくても俺らがたいていわかっちゃうぜ」という立場でもない。

彼らは……「病理検査室の中に引っ込んでるお前、今ヒマならちょっと手伝え、一緒に診断を考えてくれ」と、**とにかく病理医に声をかけてくるイメージ**。このような病理との関わり方は、肝臓内科医とも、内視鏡医とも異なる。

血液内科医が診断するものは必ずしも腫瘍とは限らないが、強力に医療介入しないと患者の命がとられるタイプの病変が多い（主観）。そのようなものを相手にする彼らにとって、病理医の役割は単に「病理診断ができるおじさん」にとどまらないようだ。超高難度の診断プロセスを血液内科医が頭の中で組み立てる際、**外来を持たないからいつでも電話をかけるとつながるという病理医の特性**を知ってか知らずか[66]、病理医に相棒的ポジションを求めてくる。血液内科医は病理医を「話だけでも共有しとくと、あとあと便利なやつら」と思っているフシがある。

こういうことを書くと、目を白黒させて「めったにうちの血液内科医と電話なんかしないよ」という反論する病理医もいるだろう。臨床医と病理医の関わり方は人それぞれだ。

ただ、私がこれまで実際に多くの病理医と腹を割って話を聞いてみた限り、特に常勤で病理診断に専従している病理医は、多かれ少なかれ院内に仲良くしている臨床医[67]がいて、彼らの相談相手的な職務を果たしている。

「患者とコミュニケーションをとるのがいやだから病理医になった（らしい）」というようなエピソードをSNSなどでたまに目にすることがある。しかし、仮にそのような後ろ向きな理由で病理医になったとしても、その後、病理医はまず間違いなく臨床医とコミュニケーションをとる。病理医と臨床医のやりとりが毎回破綻して、いかにも「コミュ障」なのかというと、私はそうは思わない。臨床医とコミュニケーションをきちんととるタイプの病理医は、あなたがたが思っているより多い。

なぜ私が本項の「トレイルルート俯瞰」の最後に、急にコミュニケーションの話をし始めたのか。蛇足かもしれないが説明しておこう。

本項のテーマは、**病理診断が孤高（solitude）なまま臨床の一翼を担えるシーンが減ってきている**、という話なのである。ちょっと病理関連の文章をひもとくと、すぐに、病理医はドクターズ・ドクター（医者のための医者）であるとか、病理診断は gold standard であるとか、組織診断を使いこなせるのは病理医しかいないとか、孤高性、優位性をもって病理医を語ろうとする言がある。しかし、私が今の医療現場を俯瞰したとき、もはや病理医が病理医だけで完了できる診断というのはそう多くない、という実感がある。

組織診断という特殊な一分野に対し、他の追随を許さない知力を発揮して、独自性の高い**文章**を書くこと自体はおそらくこれからも病理医の特権として保証されるだろう。しかし、その文章が**診断**に寄与するかどうかは、臨床科ごとのスタイルによってかなり異なる。私が感じる現場の肌感覚として、病理形態学はさまざまな診断の「一助」にはなるけれど、「絶対」にまではなかなかならない[68]。

はっきり言っておくけれど病理医はドクターズ・ドクターなどではないし、まして**病理診断のためのドクターではない**。病理医である以前に医師免許を持つ一人の医者として、どうやって医療のお役に立とうかと考える。ここで浮上してくるのはコミュニケーション、さらに言えば**他モダリティとの連携**である。

66）たぶん知ってるのだろう

67）私の場合はそれが血液内科医であり、呼吸器外科医であったりする

68）これについて、病理形態学が絶対にはならないのだけれど、**病理医の私が言うことは絶対である**、というシーンは結構ある。このニュアンスの差がわからないと、安易に『フラジャイル』を叩くタイプの医者になってしまう。あのセリフ、それほど軽薄ではない

実走

血液内科的疾患のうちで、病理診断医が主に激突するのは悪性リンパ腫の診断と骨髄生検の評価。この2つが多い。前者と後者では、病理医のやる仕事内容がまるで違う。

前者、悪性リンパ腫の診断では、基本的に腫大したリンパ節がまるごと[69]摘除されてくる。プレパラートを素人が見るとツブツブしか見えないので辟易するだろう。しかし、ここで病理医が止まると診療全てが止まってしまう。悪性リンパ腫の診療においてはとにもかくにも病理診断が優先だ！　他のあらゆる診断メソッドを駆使しても組織型だけは決められないし、組織型が決まらないと悪性リンパ腫の診療はそれ以上前に進まない。上皮系腫瘍が、仮に組織型が確定せずとも深達度あるいは進展度、遠近あちこちへの転移などで層別化すればほぼ治療方針が決まるのとはワケが違う。B細胞性なのかT細胞性なのか、Bだとしたらそれは早急な介入が必要なaggressive behaviorを示すタイプなのかindolentなのか、CD20、CD30、ALKといった治療に関連する表面抗原・タンパク質があるのかないのか。組織診断の重要性が際だって高いこと、これが悪性リンパ腫診療における大きな特徴である。

実際に顕微鏡を覗いてみよう。リンパ節に充満しているのはその名の通りリンパ球だ。加えて、その隙間に血管や樹状細胞、組織球などが存在するから、思ったよりも一様ではなくて“るつぼ感”があるけれど、結局これらは全て非上皮細胞である。見えているもののほとんど全てが結合しておらず、ツブツブしている。

これはうそみたいな本当の話だが、血液系に詳しい病理医を、仲のいい臨床医が「あの**ツブツブ見てブツブツ言ってるおっさん**、いい人だよな」と言っていたことがある。ひでぇ言い草だが愛情のなせるワザか。

なお、ツブツブ病理医以外にも、PCRやサザン、ウエスタンのバンドばかり見ている病理医のことをシマシマと呼び、免疫染色ばかり見ている病理医のことを茶色（brown）と呼ぶ人もいるという（伝聞）。我々はとかく、あだ名を付けられがちである。

閑話休題、ツブツブ診断の話。

悪性リンパ腫の病理診断においては、上皮性の腫瘍とは異なり、「構造異型」の判断が難しい。病理医は細胞を見る仕事だと言われるが、実際には細胞が織りなすアーキテクチャを判断するクセがついている。このため、結合性に乏しい腫瘍細胞を前に、構築を読む診断が使えない時点で、たいていの若手病理医は一瞬ひるむ。

ただし、構築が「読みづらい」だけで全く読めないわけではない。おおまかな分布の偏りのようなものは、悪性リンパ腫でも診断の一助とすることができる。例えば濾胞性リンパ腫（follicular lymphoma）を弱拡大で観察すると大型の濾胞様の模様が見られるとか、マントル細胞リンパ腫（mantle cell lymphoma）でも vague nodularity が見られるなどといったパターンはある。しかし、拡大を上げてわかるような「細胞同士が手を取り合って作る構造」というものはない。

世に出ている、いわゆるリンパ腫アトラスの類いをひもといてみると、**拡大倍率が強拡大よりの写真が多く、弱拡大やルーペ像的な印象についてはあまり多く記載されていない**。このことが、若手病理医に「リンパ腫診断は拡大を上げた写真で勝負すれば十分だろう」「リンパ節を引きで見たときのぼやっとした印象を診断に用いずともよい」というある種の勘違いというか視野狭窄をもたらしているように思う。本来はリンパ節の診断においても、他の臓器と同じように、弱拡大から少しずつ所見を集めていくことで、段階を経て強拡大のありがたみがわかるものなのだが[70]、悪性リンパ腫の場合にはつい拡大を強めにしてしまい、形態診断をおろそかにしてすぐに免疫染色へと移行したがる人が一定数いる[71]。

69）まれに針でちょっとだけ採られてくることもあるけれど、診断できる範囲がめちゃくちゃ限られるので、正直あまり推奨できない。DLBCL（diffuse large B-cell lymphoma）であることだけわかればいい、などともいうが、double hit lymphoma なども話題になる昨今、リンパ節はあまり「部分診断」しないほうがいいと思う。きちんと染色体検査もフローサイトメトリーもやったほうがいい（2020年現在）

70）もちろん個人の感想である

71）もちろん個人の経験則である

例えば、病理医をしばしば悩ませる「わりと若い患者の頸部リンパ節の腫れ」の鑑別として登場する「反応性のリンパ節腫大」。弱拡大がどう見えるかをきちんと記載してある文章にたどり着くのはなかなか大変である。ないわけではないが……と、ここまでの原稿を書いた状態で、試しにあちこち本を探してみたけれど、実際、ほとんどなかった。初学者はリンパ節の弱拡大像を本から学ぶことは難しいのかもしれない。弱拡大像が載っていない以上、教科書と同じ図を探す「絵合わせタイプ」の診断を試みるわけだが、それでは拡大を上げざるを得ないし、免疫染色に最初から頼らざるを得ない。ところが本来、反応性・良性のリンパ節腫大では、細胞を拡大するよりもむしろロングショットの段階でピンと来るような所見が印象的である。免疫染色を施行したときもまずは弱拡大で細胞分布パターンを確認することが重要に思える。

このようなことは「難解な悪性リンパ腫を網羅したアトラス的な教科書」にはあまり書かれていない。いや、書かれているのだけれど、若手病理医が全ての教科書を隅々まで通読・精読できるわけがないし、たいていは記載されている部分にたどり着けない。

ほとんどの病理検査室に置いてある『リンパ腫アトラス』（第5版、文光堂、2018）はいい本だ。これに加えて、『IOACHIM（ヨアヒム）'s Lymph Node Pathology』edition』（4th edition、Wolters Kluwer、2009）のような、比較的弱拡大の画像がちゃんと載っている教科書を併用してしっかり勉強している若手病理医がどれだけいるだろうか？　私がIOACHIMをいい本だと知ったのは、病理医になって7年くらいが経過し、リンパ節はボスにあちこち頼りながらなんとか一次診断まではいけるかなとヒイヒイ言っていた頃である。あと5年早くIOACHIMを読んでいれば……と自身を振り返ってみるも、正直な話、5年前に**この本を読むほどリンパ節に自分の力を注力できたとはとても思えない**。

では、悪性リンパ腫の診断はみなどのように学んでいるのか。おそらく、リンパ腫領域においては、他の臓器以上に、**すでに先輩たちが診断したこ**

とのあるプレパラートを見直すことが学習の役に立っているのだろう。プレパラートを自分で動かせばルーペ像から強拡大まで自由自在であるから、本を使った診断に比べて「拡大ごとの写真不足」に悩まされない。これがプレパラートを使った勉強の大きなメリットである。キーとなる所見は教科書でいくらでも探せるけれど、全体を見回したときの雰囲気、**プレパラートのゲシュタルト的なもの**は、実際に見たほうがわかりやすい。

経験則ついでに書いておく。悪性リンパ腫の診断に長けた病理医にコンサルテーション目的で診断を聞きに行く[72]と、自分の診断手法と比べて、弱拡大の時点で得ている情報の数が段違いに多いと感じる。そして、やはり教科書だけでは画像が足りないなと気付く。そこでようやくモチベーションが上がり、自施設の症例ストックを用いてプレパラート全体を見る経験を積む必然性にたどり着く。そこから数年努力して“リンパ節病変のゲシュタルト”みたいなものが身について、ようやく既存の教科書の強拡大像が役に立つなあと感じられる。

早く組織アトラスがバーチャルスライド化されればいいのに、と思う。もちろんWSIをレアケース全てに適用すること自体が難しいというのはわかるが、少なくとも、限られた紙幅で強拡大を優先せざるを得ない現状を打ち破ろうと思ったらバーチャルスライドを用いるのが一番であろう。

忘れてはいけないのが免疫染色の話。

悪性リンパ腫といえばやはり免疫染色。免疫組織化学（immunohistochemistry）と、「染色」を付けずに呼ぶと専門家っぽくてかっこいい印象があるが、日本語ならまあぶっちゃけどうでもいい。悪性リンパ腫や軟部腫瘍では、免疫染色を用いないと歯が立たない。これらは多重免染の分野という印象がある。

病理を訓練し始めるとすぐに習うことだと思うけれども、免疫染色は、

72）幸いそういうことが何度かあった。限られた機会なのだがかなり勉強になった。軟部腫瘍もしかり

染まったら陽性、染まらなかったら陰性というデジタルな見方をしてはならないというのが大事なポイントである。**自分が病変の本態だと見抜いた細胞が何に染まっていて何に染まっていないのか**を評価する必要がある。HE 染色の時点で“ご本尊”を見極めることをせずに、免疫染色だけで診断を終えることはかなり難しい、というか危なっかしい（間違った評価をしがちである）。

リンパ節には多彩なリンパ球が出現しており、悪性リンパ腫になったからといって全てが完全に一様な細胞で埋め尽くされるわけでは（Burkitt lymphoma の一部などを除いて）ない。したがって、どんな染色であっても探せばたいていどこかに陽性となる細胞が出てくる。悪性 B 細胞性リンパ腫だからといって T 細胞に対する免疫染色の陽性細胞が全くないということはあり得ない、ということだ。得てして診断に迷うようなリンパ腫というのは構成成分が多彩なので、“ご本尊”を確定する作業も難航する。T 細胞性リンパ腫、ホジキンリンパ腫、EB virus の評価、さらには ALK 陽性となるような悪性リンパ腫の評価……。これらの HE 染色を読み込まずに免疫染色したところで、診断は混乱するばかりである。

病理医にとって難易度がやや高く、やることが多い悪性リンパ腫の診断は、幸い（？）、それほど高頻度に私たちのもとに訪れるわけではない。ただし、数ある病理診断の中でも、ある瞬間の全権が委任される感覚があり、ひりつく時間である。

一方、血液内科医が相手にしている対象は悪性リンパ腫（リンパ節に限局性に病変を形成するタイプの血液系腫瘍）だけではない。彼らはもっと全身性の、diffuse な病変を形成する疾病も扱う。カタマリ（mass）を作らない病気において、病理診断ができることはごく限られている。その限定的な役割とは、主に骨髄生検の評価だ。

骨髄異形成症候群（myelodysplastic syndrome：MDS）、再生不良性貧血（aplastic anemia：AA）, いわゆる真性多血症（polycythemia vera：PV）、特

発性血小板減少性紫斑病（idiopathic thrombocytomenic purpura：ITP）など。これに加えて各種の白血病。

骨髄診断もまた奥が深い。そして、特に初学者が頼れるような成書が少ない。あることはあるが、どれも基本的に通読が前提である。他のあらゆる臓器の病理診断にも言えることだけれど、**骨髄だけのために教科書を一冊通読できるか**という実務的な問題が立ちはだかる。

もし、骨髄のためだけに本なんて読めないよと言われたら、あとは**徒弟制度**を活用するくらいしか方法がない。個人的には、師匠なしの独学で骨髄病理をある程度のクオリティでし続けることはほとんど不可能なのではないかと思う。そして骨髄組織診断の真の問題は、高難易度である点**にはない**。

骨髄を診るにあたっては、組織生検だけではなく、骨髄穿刺液の塗抹標本評価、そして染色体検査をはじめとする数々の**非・病理医的検査**を必要とする。塗抹標本診断は血液内科医や臨床検査技師が判断できるし、表面マーカー検査や染色体検査も病理医がアセスメントに関わる必要はない。すなわち、病理組織診断がなくても目星がほとんどついてしまうというのが問題（？）なのだ。

「そんなのうれしいことじゃないか、病理医の仕事が減るんだろ」などとニヤニヤしている場合ではない。病理の依頼書には「細胞密度 cellularity と線維化をご評価ください」と、あたかも**病理医がやるべき仕事はこれだけだと決め打ちするかのような**依頼文が踊る。病理診断以前にほとんど確定診断されていますという状況。そこに**ダメ押しのように**提出される小さな骨髄片。そこでは大腸の tumor budding のような病理ならではの所見が取れることはめったになく、いずれ弱い AI でもできるようになるであろう cellularity と線維化の報告ばかりがメインとなる。おまけに、骨髄生検自体の頻度がさほど高くもなく、散発的にポツポツと依頼される程度。

悪性リンパ腫に比べるとモチベーションが上がらない。

そう、私がいう問題とは、「診断難易度が高いにもかかわらず、自分が責任と誇りを持ってやるべき仕事だというプライド、あるいは診断に対する達成感的なものが育まれにくい」ということである。

なんだそりゃ、甘えるなよと思われたろうか？　いや、めちゃくちゃに根が深い話だ。こちとら至って大真面目である。

世に名高い病理学の成書に「骨髄はモチベーションを保って勉強するのが大変な臓器です」なんて書いてあるはずもない。当たり前だ。「初学者にとって勉強する気が起きない臓器ってありますよねー」みたいな話を、専門家が好き好んで本に書くものか。しかし、きれいごとだけで30年以上も仕事をするのは無理である。

というわけで、血液内科と病理診断科の付き合いというのは、かたや悪性リンパ腫という病理医がいなければ診断名すら決まらないジャンルと、骨髄生検という**極めればめちゃくちゃやりがいがあるのだが**[73)]血液内科医が病理医に多くを求めない傾向があり病理医のモチベーションもなかなか上がらないジャンルとの2本立てなのである。精神を違う方向に引っ張る2種類のベクトル。いずれもスカラ値自体は高い。

今こうして、血液内科的疾患と病理診断を例に挙げたが、これは他の科、他の臓器においても多かれ少なかれ言えることである。病理医が全ての科のあらゆる臨床事項に精通するなどということはまず無理であるし、ジャンルを偏らせればどこかに低燃費な部分が生じるのは自然なことだ。おまけに、現在の若手病理医の大半が置かれている環境は「大学院生もしくは大学病院病理部の医員として研究をしながら、ある程度専門領域を絞って診断の腕を磨き、そこから離れた分野については他人の手を借りながら最低限の診断書を書いて印刷する能力まではなんとかたどり着く」というものである。この働き方において、血液内科をはじめとする一部の科から提出される検体は、他科にも増して非常に高い壁となることは想像に難くない。

脳腫瘍しかり。

骨・軟部腫瘍しかり。

腎生検。筋生検。神経生検。

臓器移植の病理。

脾臓、なんてのもある。

低頻度・ニッチ・高難度の疾病を診断する際に、得意な人に教えを請える環境[74]にいるならまだしも、バイト先で出張診断をする際とか、さらにはどこかの病院の常勤病理医となって自分でほとんど全ての病理診断に責任を持たなければいけなくなった際など、どう対処したらいいのか……。

ま、ぶっちゃけ、無理なのである。**孤高（solitude）なままでは。**病理学会の提供するコンサルテーションシステムを駆使するか？　毎回というわけにもいかない（けれども毎回コンサルトせざるを得ないこともある）。バーチャルスライドでのコンサルトシステムを駆使するか？　それが行き渡るにはまだ10年くらいかかりそうだ。そもそもwhole slide scanner（WSS）が存在するのは大きな病理部ばかりであり、病理医が孤軍奮闘するような中小の病院病理部がWSSを買いそろえるのは（病院に大きな稼ぎをもたらさない病理部の）予算的にはまだまだ厳しい。

では、どうするか。

病理医どうしで連携するのが難しいならば、**臨床医と二人三脚をする。**どう考えてもこれが最適解なのである。

このことは病理医だけが一方的に思い込んでいることではない。病理医が苦手としがちなジャンルで働いている臨床医のほうもよくわかっている。自分たち臨床医がきちんと話しかけないと、病理医は十全の結果を出してくれないのだ、ということを。

私は本項でひとまず血液内科医を例に挙げたけれど、例えば小児科医は、病理医が小児からの生検を診る頻度が少ないことをよくわかっている。だから、たまに採取してくる生検については、病理の依頼書に、小児科医自身がそこまで思考してきた流れを余すところなく書いた長文のサマリーを

73）ここ本当はすごく重要
74）大学やがんセンターなどのハイボリュームな病理診断科など

添え、鑑別診断の上位にある疾病のガイドラインのコピーを添え、「病理診断がなぜ必要で、この結果をどのように使いたいのか」、あるいは学会や難病申請センターなどどこか外部に提出したいのか」といった病理診断の使い道を事細かく添えて、検体ビンと書類の束を抱えて病理検査室のドアからずんずん入ってくる。「先生、いつもお世話になっております！　病理診断のお願いに参りました！　ぜひ話を聞いてください！」

さすがにこういう関わり方をされれば、日頃小児病理にさほど精通していないような病理医であっても、「深々と潜り込むような病理診断」が可能になるものである。

あるいは呼吸器内科医は、ごく少量の経気管支的肺生検（transbronchial lung biopsy：TBLB）で腫瘍をなんとかつかみ取ってきたら、そのわずかな量の癌細胞から各種の遺伝子検査を出したい。ところが肺癌の遺伝子検査は量が多い。*EGFR* mutation、ALK キメラタンパクの検出、*ROS-1* キメラ、*BRAF*、PD-L1、*MET*……。これらを肺癌の組織型に応じて検査に出したり出さなかったりする。おまけに検索すべき遺伝子の種類は日進月歩で、病理医は覚えきれないこともある。だから臨床医はしょっちゅう病理医に電話をかけてくる。「先生、またいつものお願いですが、今回の外注検査についてご相談が！」などと事細かに説明されれば、病理医のほうだって勉強しようという気にもなろう。

ところで外注検査を出す場合、病理医が検体をただ右から左へとバトンパスするように検査センターに提出すればいいわけではないということを付記しておく。例えばインオペとなった肺癌症例に生検を施行しようとしたが、出血しやすくてあまり大きな鉗子でつまめないような病変から、ごく少量の癌細胞が採取されてきたとする。細胞量が少ないと外注検査の全てが施行できるとは限らないので、遺伝子検査の中からどれかを優先的に選んで検査に出すことになる。このとき、細胞の検査方法を熟知している病理医が、臨床医とは別の視点から検査の優先順位を付ける。

EGFR mutation 検査だけは他の検査と違って、細胞診の papanicolaou 染色プレパラートをそのまま検査センターに提出しても変異検出が可能な場

合がある。ALKタンパクやPD-L1（抗体22C3）については免疫染色するなら細胞の量がある程度ないときつい。胸水セルブロックでは非腫瘍性の炎症細胞などの混在があるとNGSパネルではうまく結果が出ないことが多いが免染なら行ける。これらは全て、臨床医にはなかなか理解して運用しづらいマニアックな判断基準だ。

複雑化した現場では、病理医がわかっていないかもと思ったら臨床医はジャンジャン電話をかけてくるし、逆に病理医から臨床医に電話をかける機会も多い。「（呼吸器内科の）先生、今回の検体は少なすぎますね。最初からオンコマインDx Target Testを行って未染を節約しようかなと思ってましたけど、検体不適って判定されるのがいやなら、ひとまず組織型から考えてlepidic growth主体の腺癌ですので、*EGFR* mutationにかけるという手も悪くないと思います。先生はどうお考えですか？」くらいのことは言わないとやっていけない。

やりとりで二人三脚、あるいは糸をより合わせて綱を編むように進めていくタイプの診断がある。骨髄生検は、血液内科医が常に電話をかけてきたり病理検査室に押しかけてきたりする環境で行うことが大事なのだ。血液内科医に「もう塗抹も見てるんですが白血病は間違いないです」と言われてから骨髄を**見る**のと、「JAK2変異だけは出たんですけれど塗抹はよく見えなかったんですよね」と言われて骨髄を**診る**のとでは、着目するポイントがだいぶ変わってくる。

骨髄生検は患者にとってかなりの痛みを伴う強侵襲検査であることを、臨床医はよくわかっている。これをやってまで確認したい項目があり、強い思いで検査を行う。それに対して病理医が「どうせcellularityと線維化だけ見りゃいいんだろ」という心構えで臨むのは、人としてどうか、と思う。患者の痛みに思いを馳せ、血液内科医の思いを汲み、オーダーメードで病理所見を最大に活用させてやろうという気構えをもち、その上で血液内科医に**引っ張ってもらう**。主客の関係を見極めた上で自分がどのように主体的に動くべきか、例えば自分を将棋のコマひとつに例えたなら、盤上のどこに置いたら一番輝くかと考える。臨床の中で働く、「いち病理医」としてのやりがい。組織診断がおもしろいとかおもしろくないといった部分以外のところに、この若干複雑なやりがいがスッと立ち上がってくると、病理医のおもしろさが重層して感じられるようになる。

5 「内科医」ルート

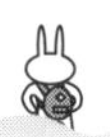

トレイルルート俯瞰

病理診断のないまま始まり、病理診断がないまま終わる医療は、大量にある。

血圧の薬をもらいにやってくる患者。腰痛や膝の痛みをなんとかしてほしくて病院に来る患者。いわゆる生活習慣病と呼ばれるもの、あるいは人体の経年劣化をいたわっていくタイプの医療。さらに内分泌・代謝疾患の大部分。膠原病、自己免疫性の疾患。よく考えたら循環器も呼吸器も、大半は病理医と関わらないままに診療が完遂する。感染症診療において病理診断が役に立てるケースは限られているし、腎機能だって、肝機能だって、病理以外の評価がキモである。

内科学が「医の本道」と呼ばれていたのは江戸時代あたりだったろうか。今や外科も内科も本道である。ただ、病理だけが道を外れているように思われ、語られる。確かに歩む道が異なっているときもある。しかし必死でついていく。彼らが本道を 2,000 cc くらいの自動車でかっ飛ばしているとき、病理医は最高時速 200 km/h くらい出せる新型ドローンで、俯瞰したり接近したりを繰り返しながら、本道をおいかけたり、けもの道に目をやったりする。

『サパイラ　身体診察のアートとサイエンス』(第 4 版、医学書院、2013) という教科書がある。書名にあるとおり、身体診察の本だ。病理組織の形態診断学とは一切関係がない。かたや外を触って中を推測する学問、かたや中を直接診る学問である。正反対といってもいいくらいだ。しかしこういう本を読むのがおもしろい。おもしろいというか、いや、別に趣味で読んでいるわけではなく、医者として、医学を修める一環として読む。本道を歩む者たちが、どういうワザを使って患者を知ろうとしているのか、その先にどんな風景を想像しているのか。

『シュロスバーグの臨床感染症学』(Schlossberg D 著、岩田健太郎 監訳、メディカル・サイエンス・インターナショナル、2018）という教科書がある。ごりごりの感染症の成書だ。その大半は病理診断からはるか遠いところを目指して書かれている。臓器ごとの感染症の病像、あるいは病原性微生物ごとの臨床像、抗菌薬の使い方。病原微生物の一部は鏡見することが可能だが、使われる染色はHEではなくGramであり、まして病理医が感染フォーカスの同定を考えて各種の診察や検査をアレンジしたり、耐性菌を考慮して抗菌薬を選択したりすることはない。それでも病理医はデスクに感染症の成書を置いておく。

病理診断とはあまり関係のない成書を読むことで、臨床医を理解しようとする。もっとも、臨床医の多くがこれらの成書を精読しているわけではないが、臨床医は日常診療の中で、言語化しきれない部分も含めたトータルのテクスチャとして臨床を抱え、臨床に紛れ、臨床の糸となって生きている。そのありさまは病理医をやっているとどうしても掴みきれない。臨床医と会話をしながら、一緒に臨床を組み立てようと思うとき、私は彼らが頼る本をこっそり読んで、彼らの思考回路をなぞる。いくら本を読んだところで、現場のセンスは身につかない。臨床医として患者に近接することはできないし、実際する必要もない。ただ臨床医的目線をなぞって俯瞰することだけは、書物などを通して、ある程度、行うことができる。そういうことをしておくと、**ドローンの飛距離が稼げる**。

2020年になってから、南多摩病院の國松淳和先生の本を立て続けに買って読んだ。私と年がひとつしか違わないのにとんでもない量の本を書いている。どれも非常に密度が濃く、値段の20倍くらい満足できる本ばかりだ。まず最初に読んだのは『病名がなくてもできること』(中外医学社、2019）という本であった。この本があまりに良かったので他の本も読むようになったが、購入したきっかけは、いわゆるジャケ買いというやつだった。オビにこのような文字が躍っていたのだ。

この本は読者にとって不快な本である。
診断名がわからなくても前に進むために――

さらにキャッチコピーの横には、枠で囲まれて、フキダシを模すが如く、患者のセリフという体であろう、このような声が書かれていた。

もう診断はいいんです、治療してください……

私はここまで、くり返し、重ねて述べてきたように、「診断」に特化した人間である。そして國松先生はこれまで多くの診断系書籍[75]を著してきた方だ。にもかかわらず、「診断名がわからなくても前に進む」「もう診断はいいから治療してくれ」という言葉をオビに配置している。その作風とセンスに心を掴まれた。私は**いい意味で不快になった**。

何をっ。

そういう目線で診断を語るなんて、いったいどういうことなんだ。

読んでみた。案の定、素晴らしい本であった。こういうときの勘は当たるものである。國松先生は、臨床の診断過程の中で診断がつかないケース（すなわち、医者が震え上がるケースである）を3つに分けている。その分類方式がしびれるほど適切だと思った。

- まだ患者と出会ってほんの初期なので情報が足りず診断がつかない
- 生命が逼迫しており、診断をゆっくり決められるほど余裕がなく診断がつかない
- 文字通り不明な事項が多くて診断がつかない

75）本人の話を丹念に聞くと診断系という言葉でくくるのは不適切なのだが、印象としてはこうだ

このように分けると、同じ「診断がつかない」でもずいぶんと様相が異なってくる。時間軸を俯瞰した場合に、1番目は臨床シークエンスのごく初期、2番目は言ってみれば最終局面、3番目は長時間いろいろやった末の中盤であり、時間の流れから言ってもわりときちんと分かれている点もニクイ。

診断が困難となる場面を全て一緒くたにせず、分類されたことにより、まるで自己啓発本を読んだ後のサラリーマンのような気分になって、雑多な臨床像に**境界線**を引くことができた。本来、疾病というのは互いにグラデーショナルなところがあり、ここからはこっちの病気、そこからはあっちの病気と分けられるものでもないのだが、とにかく國松先生をはじめとする診断の達人は、**線を引くのがうまい**。その線は、必ずしも細菌と古細菌と真菌を分類するような学術的に厳密な線とは限らないのだけれど、clinical presentationに応じて次の一手をどのように配置するかという、**実務上の行動を決定する上で非常に参考になる線**だ。学術的に妥当なだけではなく、現場の肌感覚として有能な分類。國松先生はそういうことを試みている。

國松先生が同書で扱う「診断がつかない」のうち、1番目、「初期すぎて診断がつかない」については症候学に応じた「次の一手」的な読み方ができて、あらゆる研修医あるいは指導医必読の内容となっており、病理医である私ですらおもしろく読める。ただ、私が本当にうなったのは2番目、「状況あるいは患者の生命が逼迫していて診断がつかない」のところだ。ここに出てくる難疾患の多くは、なんと**病理診断を必要とするものばかり**であった。これまで、内科の本を読むのはあくまで商売相手の思考をなぞるためであり、正直に言うと多分に個人的な楽しみ、あるいは門外漢の部分にある余裕のような気持ちを含んでいたが、ここに来て急に内科書籍から病理医としての職能を試されるような展開に、私は慄然とした。

以下に、「2番目の疾患」（逼迫・診断がつかない）として、本書で列挙されている疾患名を並べる。

○血球貪食性リンパ組織球症／血球貪食症候群

○ EBV 関連 T/NK 細胞リンパ増殖症としての慢性活動性 EBV 感染症

○節外性 NK/T 細胞リンパ腫、鼻型

○血管内リンパ腫

・マクロファージ活性化症候群

・血栓性血小板減少性紫斑病

・劇症型抗リン脂質抗体症候群

・内分泌クリーゼ

○原発不明がん

○ TAFRO 症候群

ゴリゴリの病理医以外はほとんど同感してくれないかもしれないが、上述の極めて診断が難しいものを「生命が逼迫するから診断がつかない疾病」という切り口でひとつのところにまとめたこと自体に強く感心した。それぞれの疾病についての概念こそ知っていたが、まさか、診断のつかなさにある種の共通点があるという視点でこれらを再分類するとは。

上記で「○」をつけた疾患はまさに病理診断がキモである。病理医が診断できない場合に臨床医が診断を完遂することはかなり難しい。すなわち、病理で見極めないと先に進めない疾病なのだ。となると、**臨床医が逼迫して検体採取したとき、病理医はこれらの疾患を孤高にスバヤク診断しなければいけない**、ということになる。

私は同書を通じて、病理学とはあまり接点が多くなさそうな総合診療科・膠原病内科の國松先生が書いた本に、病理診断における再分類の可能性を見いだし、雑な言い方をすると非常にテンションが上がった。「普段、あまり病理診断を活用しないタイプの医者が、必要に迫られてあるいは（患者の残り少ない）時間に迫られて検体を採取する」ことがあるということを、実感として感じとった。おまけにこれらは頻度が低く、病理診断も高難度だ。臨床医が「困っている」というシチュエーションで依頼される病理診断は、求められる期待の度合いが非常に高い。これらをきちんと診断できれば臨床医を、というか**患者を直接助けることができる**。病理医が先頭に立って「治療」を開始できる瞬間と言ってもいい。

内科医の書いた本が直接病理診断の参考になるなんて。これだから読書はおもしろいのだ。

思えば、『私は咳をこう診てきた』(亀井三博 著、南山堂、2013)によって私はベイズ推定方式の診断学というものを学んだし、『Dr. 竜馬の病態で考える人工呼吸管理』(田中竜馬 著、羊土社、2014)によって呼吸生理のキモの部分を知り、間質性肺疾患の理解が進んだ。これらはいずれも、形態診断とはほど遠いところにある、言ってみれば「内科学書」である。それまでは、画像診断学を中心に臨床の医学書を斜め読みしてきた私だったが、病理診断に必要なのは画像や形態の知識だけではなかった。

考えてみれば当たり前のことだ。ここに一人の病理医がいて、そいつはなんと**医師免許を持っている**。その医師免許がニセモノではないならば、そいつは医者としての訓練を十分に積み、他の医者と同じように研鑽することが可能なはずだ。もしその免状を放り捨てて、仮に病理の絵合わせだけで給料をもらおうとするならば、そんな病理医は医者である必要がない。というか人間である必要すらなく、AIであれば十分である。しかしそいつは人であり医者であるから、医者がやるようなことをやれるわけだし、医者全般が学ぶであろう本道の知識を得ることは、病理医としての職務に幅を持たせる。

臨床医は、視点を増やし、尤度比ある検査を積み重ねるために病理診断を用いる。しかし病理医もまた医者であるからには、**臨床医のやることを病理診断に積み重ねて全貌をみる資格**がある。このことを私は本を通じて学び、研修医に対する救急症例カンファレンスの司会を何年もし続けていく中で学び、Clinico-Pathological Conference(CPC)の中で臨床医とやりあいながら学び、画像・病理対比で臨床医療者たちと二人三脚を組みながら学び、そしてまた本を読んであるいは自分で書くことで、今日もまた学び続けている。そういうことなのだと俯瞰している。

私が今書いているこの本は、そういえば金芳堂から出るのだが、國松先生×金芳堂のコンビにも名著がある。『ブラック・ジャックの解釈学　内科医の視点』(2020) は激烈におもしろい。彼は内科医で、総合診療医で、膠原病内科医であるが、外科医であり救急医であるブラック・ジャックから学術を学び取る。その俯瞰力を見ていると、病理医である私は大変刺激を受ける。「ああ医者は、病理医に限らず、俯瞰をするのだな。そうでなくっちゃな」という気持ちになる。

実走

本項の実走は、まるまる、第3章に記す。ここからは臨床医というランナーに対して伴走する病理医の実走記録になる。

本書はここまで、病理学を取り巻く思考をトレランに例え、「トレイルルート俯瞰」と「実走」という2種類の視点を交互に行き来しながら考察を進めてきた。

第3章からはいよいよ、現場の病理診断の「実走」をなぞっていく。なお、「実走」の途中、時折、思考の解像度をさらに高める時間を設けることにする。山野を踏破するランナー達も、休まず足を前に進めるだけではなく、しばしば「路傍の花」に目を留めて思いを馳せることがあるだろう。それは単なる気晴らしかもしれないが、あるいはトレランの醍醐味でもあるに違いない。

第3章

病理診断トレイル

1 手術検体の診断

実走

さあ、ここからは臨床医と並走する病理医の実走を記録する。出くわした症例はこうだ。

［症例］
40代女性、術前カンファレンスで4型進行胃癌として提示された。胃全摘術が予定されている。造影CTにて胃周囲の脂肪織濃度が変化しており、画像診断での深達度はT4a相当とのこと。実際にCTを見てみると胃体部あたりの胃壁が激しく肥厚しており、胃周囲の組織にも毛羽立ちのようなものが見てとれる。また、通常の胃に比べて長軸方向が短くなっている（硬化して収縮している？）ということもわかる。これは確かにscirrhous typeの胃癌だろう。見たところ、リンパ節の腫れは認められない。

路傍の花

✿——病理診断を行わなくても主病変の評価はほとんど終わっているし、それはかなりの精度で正しい。それでも、本書で何度も書いてきたように、ここにさらに診断を**くり返す**。**病理診断を積み重ねる**。これが重要なのだ。そもそもリンパ節への微小転移などは病理診断でなければ捕まえきれないし、主病変にもいろいろと「落とし穴」は潜んでいる。

✿——WHO blue book[1]に記載されているUICC/TNM分類、および日本における各種の癌取扱い規約[2]には、T、N、M各分類を臨床情報によって判定した場合には小文字の「c」を付け、病理診断によって判定した場合には小文字の「p」を付けて記載せよ、とある。これをまじめに守る臨床医と、「c」を省略する臨床医が世の中にはいる。

✿──今回とりあげた症例は「T4a」であり、「c」が省略されていた。

病理医はレポートにきちんと「p」を付ける人が多いように感じる。

では、くだんの臨床医がズボラで病理医が几帳面なのかというと、おそらくそういうことではない。臨床のステージングと病理のステージングは異なる時相で行われ、それらがときに不一致になることを、臨床医が理解した上でカルテに記録していればそれでよいのだ。まだ病理診断が行われていない段階で、「画像診断での深達度はT4a相当」と書くところを、「画像診断での深達度はcT4a相当」と校正することに、たいした意味はない。そもそも病理診断書の依頼欄に臨床医が書き込むステージはcが付くに決まっているし、レポート欄に病理医が書き込むステージングはpが付くのが当たり前である。接頭語が付いた付かないで大騒ぎするのはバカバカしい。

でも、臨床現場はしばしばこういう些細なことでピリピリする。無用な精神的ストレスを避けるために、私は「c」も「p」もなるべく記載するようにしている。

第3章が始まり、ようやく病理診断の「実走」を始めて、冒頭に言及するのが「ことばのもんだい」かよと、失笑した人もいるかもしれない。しかし、言葉の問題こそが、**言葉によって仕事を編む病理診断医**にとって最重要の命題である。

✿──書類に記載する言葉をきちんと整えることについて、もう少し。

WHOや規約の記載と自分の書いた報告書とを見比べて、大文字がどうとか小文字がどうとか、細かいスペルがどうなっているとか、そういう重箱の隅をつついてまで書式をそろえるのは「私は手癖で書いているのではなくて、きちんとチェックしていますよ」というサイン

1）通称。正式にはWHO Classification, Tumours of xxxxという書名である。昔は表紙が青かったのでblue bookと呼ばれていたが、4th editionでは表紙の色が黒に近い濃紺となったためblue bookという言葉がしっくりこなくなった。しかし2020年5月現在、続々刊行中である5th editionの表紙は濃い青となり、これならまたblue bookと呼んでもよさそうな雰囲気を醸し出している

2）以降、単に取扱い規約、もしくは規約と呼称する

である。駅員が電車に向かって指さし確認するようなものだ。ヒヤリハット防止になるし、「私たちはちゃんとやっていますよ」とユーザーに安心してもらう意味合いもある。

まあ、だからといって、こちらの（過剰な）配慮がいつも臨床医にそのまま受け止められるわけではない。というか、たいていは配慮に気付かずスルーされるであろう。それでも私が行う几帳面なしぐさを目にした若い病理医たちから「そこまで厳密にやることに意味ありますかね？」と尋ねられることもある。

電子サイン時代に、レポートを印刷してペンでサインを書き加えること。略称だけを書かずにきちんと正式名称を併記すること。誰が見ても updated Sydney System に基づく表記だとわかるレポート内に— updated Sydney System に基づく— とわざわざ明記すること……。

こういう話を面倒くさいと感じ、場面ごとに少しずつアレンジしながら仕事を最適化したほうがいいだろうと、次世代の皆様方が感じるのは自然なことだ。ハンコ文化やネクタイ文化が少しずつ廃れているのと同様、形式的な作法としての報告書手書きサインなど、どんどん省略・廃止していいと思う。

ただ、そんななかでも、言葉だけは丁寧に扱うべきだし、心を行き届かせてなんぼだと思っている。ここまでくると思想とか哲学の世界かもしれない。そもそも病理医の仕事は、クライアントである臨床医から見れば、ほとんどが書類上で完結するものだ。となれば、言葉を整えることは、臨床医が患者の前で白衣を着て敬語を使うのと同じ、クライアントの前で身なりを整えることに等しい。これにより信用を得て、ある種の権威をまとい、提示するサービスを効果的に受容してもらう。**言葉を支度する**、という感覚だ。たいていの病理医も、たぶん似たようなことをしている。TPO に合わせて、言葉を選び、身につける。

✿——T4a という記載は、今や日本の胃癌取扱い規約だろうが世界の UICC/TNM 分類だろうが、**ほとんど**同じ意味を持っている。ただこの一致を当然のことと考えてはいけない。

私が病理診断を始めた 2007 年ごろは、UICC/TNM 分類と規約の病期分類とは**ズレがあることが当たり前だった**。その後いろいろあって、2020年現在、ようやくどの規約でもUICC/TNM分類と病期分類とが同期するようになってきた。私より若い病理医であれば、「それが当たり前じゃん。むしろなぜ今まで同期してなかったんだよ」と不思議に感じるのが自然だと思う。世界標準であるはずのWHO classificationやUICC/TNM分類と日本の規約が一致しないままであったことには、さまざまな歴史的理由が存在した。そこには合理性もあった。

例えば胃癌というものは、地域によって罹患率や病態に差がある。発がんに関与する因子に地域差がある以上当然のことだ。いわゆる「病原体」であることが確実視されている東アジア型*cagA*を有するピロリ菌の感染率は、日本とマレーシアとインド以西ではまるで違う[3)]。国をまたぐと、疫学的データも、そして予後に対するインパクトも変わる[4)]。加えて宿主側（ヒト側）の抗腫瘍免疫能も人種ごとに違いがある……かもしれない。となると、がんの未来予測をするためのTNM分類が世界で共通だということのほうを不思議に感じるべきなのだ。

ただ、疫学が多彩だから分類も多彩なままでいいと割り切れるものでもない。共通のエビデンスを流用したほうが役立つ場面も多い。そもそも手術や抗がん剤、放射線治療のような治療の運用とその効果についてはある程度の共通性があってほしい。現在では、地域ごとの違いを踏まえた上でなお、できるだけ共通の分類を用いようという姿勢が一般的になっている。

2019年に発行された『領域横断的がん取扱い規約』（第1版）[5)]は、国際間の差を是正しようという取り組みを象徴する一冊だ。これまでの規約をある程度読んできた上でこれをひもとくと、あらゆる臓器のがんにおける日本の規約とUICC/TNM分類のズレが、近年になってだいぶ是正されてきたことがわかる。今なお存在する国内外の微妙な相違点についても、欄外にとてもわかりやすく記載されている。最大公

3）Yamaoka Y. Mechanisms of disease: Helicobacter pylori virulence factors. Nat Rev Gastroenterol Hepatol 7: 629-641, 2010

4）Rebecca W. Epidemiology, The Neoplastic Stomach. In Noffsinger A(eds). Fenoglio-Preiser's Gastrointestinal Pathology, 4th ed. p.224, 2017

約数を踏まえつつ、差異に踏み込むやり方。丹念な仕事に頭が下がる。

暫定的な結論[6]として、大枠は世界で同じ分類を使っておいて、そこに地域ごと・国ごと・あるいは clinical setting ごとに補正を**積み重ねていく**のが最も適切な姿勢だろう。なんだか当たり前の結論になってしまうが、EBM というのは本質的にそういうものだと思う。

✿——**胃の場合**、T4a は漿膜面への露出、すなわち深達度が SE 相当であることを意味する。臓器が違うと、T4a だからといって SE とは限らない(というか違うパターンのほうが多い)。T 分類と深達度・進展度の関係は臓器ごとに異なるので、注意が必要である。前述の『領域横断的がん取扱い規約』をパラパラめくって見比べてみるといい。この本から学べることは多い。

なお、『胃癌取扱い規約　第 15 版』では、pT4a（SE）のように、T 分類表記と壁深達度表記（M、SM、MP、SS、SE、SI）を併記せよとの記載がある。この書き方は規約が更新されるごとに変わってきた。第 12 版（1993 年 6 月）では、組織学的深達度は小文字で se のように記載しており、T 分類とセットで記載されてはいなかった。

同じ細胞、同じ所見を見ていたとしても、**箇条書きの様式は、規約が変わるとどんどん変わっていく**。このことは病理診断をする上で必ず頭に入れておかなければいけない。

✿——臨床診断における胃癌 SE の判定は比較的[7]ゆるめであると感じる。そもそも、画像診断では SE (管腔臓器の漿膜を超える浸潤) と SS (漿膜下組織までの浸潤) を明確に分けることは一般的に難しい。なお、外科医は、術前の画像や術中の肉眼所見を見て、わりとすぐ「これは SE だな」「これくらいだともう SE 行ってるな」と、「深めに」読む傾向にある気がする。胃周囲の脂肪織濃度が上昇して引きつれを伴っていることが見えれば SE。手術中に臓器の漿膜側が白っぽく見えたら SE。あとで病理を見てみると、術前 SE と読まれた胃癌の大半は SS 止まりである (私的経験則)。臨床医のほうが、やや強めに、深めに読んでいる。

あるいは、SS/SE と併記して、どちらと決めずに、確定しないまま手術に臨むケースも多い。

臨床診断にはしばしば、**「決めずに保留して前に進む」という判断**[8]が見られる。これに対して病理診断は、多くの場合、「**断定の場**」として機能する。臨床医は「病理診断が決めてくれなければ、他にはもう決めどころがない」という目でこちらを見ていることがある。それが正しいかどうかはともかくとして。

実走

開腹にて、胃全摘術＋リンパ節郭清術を施行する方針となった。手術に先行して審査腹腔鏡を行う[9]。播種病巣がないことを確認し、腹水があればそれを採取、なければ腹腔内を生理食塩水で洗浄して洗浄液を細胞診[10]に提出する。開腹するのはその結果が出た後である。

腹腔洗浄細胞診は、しばしば、手術中に標本作製から診断まで完遂させ

5)「うちにはもう規約は全部揃ってるから買わないよ」と言った病理医を複数知っているが、これは単に領域ごとの規約をまとめただけの本ではなく、本文にも書いたが国際分類との比較がなされている点が使いやすい。また臨床医にコピーして渡せる「規約事項のひな形」が臓器ごとに同じ書式で完備されている点も見逃せない。「たった一人で規約を全部通読するタイプの病理医」にとっては不要な本かもしれないが、「本をさまざまな割合でしか読んでいない臨床医」さらには「周囲の多彩な病理医たちと対話しながら診断する病理医」にとっては普通に役立つ本なので、検査室の図書予算で一冊用意して損はないと考える

6) 科学はいつだって過去の積み重ねから「今」を記載するものであり、必ず「暫定的な結論」である

7) 何と比較するかというと、この場合は病理診断である

8)『病名がなくてもできること』(國松淳和 著、中外医学社、2019) 参照

9)『胃癌治療ガイドライン医師用 2018 年 1 月改訂第 5 版』(金原出版、2018) では、大型胃癌に対する術前化学療法の是非を検討する第 III 相試験、JCOG0501 において、腫瘍径 8 cm 以上の 3 型胃癌及び 4 型胃癌では「腹膜播種が高頻度にみられる」ため審査腹腔鏡をせよという登録要件があったため、「本邦では多くの施設」でこのときの基準をもとに「審査腹腔鏡を行っている」とある。これを踏まえて同ガイドラインでは、「① 4 型胃癌、②腫瘍径 8 cm 以上の大型 3 型胃癌、③ NAC の考慮対象である高度リンパ節転移症例に対しては審査腹腔鏡を行うことを弱く推奨する」とある。なお、③の NAC は術前化学療法 (neoadjuvant chemotherapy) のこと

10) 医学生が見慣れている HE 染色を用いた組織 (そしき) 診ではなく、papanicolaou 染色を用いて薄切していない細胞をそのまま染める細胞 (さいぼう) 診。これを最初にみるのはサイトスクリーナーと呼ばれる臨床検査技師だ

てくれと依頼される。これを**術中迅速細胞診**という。腹腔洗浄細胞診陽性（CY1）は遠隔転移としてカウントされ（pM1)、非治癒因子に該当する。

路傍の花

✿——腹腔洗浄細胞診には大きく分けて２種類ある。手術の進行にかかわらず、①通常の手順、通常の手間で診断を進める細胞診[11]と、②人呼んで**術中迅速細胞診**なるハイスピード・ハイストレスな細胞診。後者では、細胞診技師が標本作製から診断の終了まで、１名が連続して専従しなければならず（つまりは他の仕事をほっぽらかす)、これがおよそ１時間弱（40～50分程度）かかる。おまけに癌を疑う細胞が認められた際には細胞診専門医[12]がその場でチェックを行い、癌であることを確定診断する。複数名の業務を圧迫し、最優先で、文字通り「迅速」に行われるのは、細胞診の結果がそのまま手術中の行動を変容させる可能性があるためだ。「細胞診で癌が出たら、そこで手術中止して手術終了します」と聞けば、あまりモタモタしていられない。

✿——CY1は、規約上、遺残度R1の判定になる。R1というのは顕微鏡的遺残あり[13]の意味。術前には採り切れると思って手術に入り、結果的に採り切れなかったケースを指す。例えば、肉眼では採り切れたと思ったけれど、顕微鏡で確認すると切除断端が陽性だったときはR1。「結果的に不完全切除でした」ということ。これと同じ項目に分類されるCY1はかなり重い評価である。当然だが外科医は「R1」をとても嫌がる。「R1手術＝手術した意味がない」くらいの大味な後悔を口に出す外科医にも遭遇する。

✿——CY1は遠隔転移M1相当でもあるため、pStageは自動的にIVとなる。ここで視点をひっくり返してみる。CY1という項目を、R1やM1などからあえて独立させて記載する理由はあるか？　ガイドライン[14]のclinical question (CQ) 20に「胃切除されたCY1症例に対しては化学療法を行うことを推奨する」とある。すなわちガイドラインにまとめられたエビデンスからは、M因子やR因子だけではなく、CY因子を単独でよりどころとした推奨方針が読み取れる。やっぱり

CY の判定は重い。

✿——術中に行うものに限らず、細胞診[15]は一般に「ないことの証明」が求められる、しんどい仕事だ。病理専門医よりもサイトスクリーナー（細胞診検査士の資格を有する臨床検査技師）のほうが、異型を有する細胞をスクリーニングする能力ははるかに高い。しかし、診断という行為は基本的に医者にしか許されていないので、技師が明らかな悪性細胞を見つけても技師だけで診断を出すことはできず、細胞診専門医という資格を持つ病理医[16]がチェックしてサインアウトする。**診断という行為は特権的に医師免許保有者だけが行う**べしという建て前に従うのだ。

これは胃がん検診のバリウム読影などにも言えることだが、医者よりもはるかに「診ている」はずの臨床検査技師や放射線技師が医者の後塵を拝するような状況には違和を感じることもある。いずれは NP の職権拡充と同様に、診断の一部も医者以外に開放される日がくるかも、と思って、思い続けて、10 年以上経つ。なんとなく、もう開放されない気もする。

実走

審査腹腔鏡で見渡した腹腔内には播種巣らしき病変は見当たらなかった。腹腔洗浄細胞診の結果は CY0。50 分待った甲斐があったというものだ。

11）検体処理や染色の方法にもよるが、通常の細胞診は標本の提出から診断までに半日〜1 日程度かかることが一般的である

12）このあと、もう少し詳しく述べる

13）なお R2 は「肉眼的遺残あり」。肝転移とか肺転移があるとわかっている状況で、手術で原発巣だけ採ったら R2 だ

14）『胃癌治療ガイドライン医師用 2018 年 1 月改訂第 5 版』（金原出版、2018）

15）ここも、「組織（そしき）診」ではなく、「細胞（さいぼう）診」である。念のため

16）本当は病理医でなくてもよく、歴史的には産婦人科医が細胞診指導医（当時の名称、しかも婦人科部門のみ）の資格を取得していた時代もあるのだが、近年では細胞診専門医を取得する人のほとんどが病理医である。なお、正確には細胞診専門医には総合科の他に歯科部門があり、2019 年の専門医試験の資料を見ると総合科受験者が 123 名（うち合格 111 名）、歯科の受験者が 15 名（うち合格 4 名）であった。日本臨床細胞学会のホームページ他を参照

予定通り、開腹して胃全摘術を施行する。

この患者には術前に、内視鏡検査で胃内の陰性生検（negative biopsy）が施行されている。内視鏡で見て病変の最口側と判断した部分から、1cm 口側へ離れた部、さらに 2cm 離れた部に順次生検を施行し、粘膜内に癌がないことを確認した。もし内視鏡医が negative だと思った部位に病理で癌細胞が確認されれば、内視鏡による範囲診断が間違っていたということになるから注意が必要だ。事前に範囲を読み切れていない病変の手術は怖い。

内視鏡医は生検を採取すると同時に、その部分に金属クリップでマーキングをする。外科医はクリップを胃壁の外から触れることで、「よしよしここから口側には癌がないわけだな」と安心して切除範囲を決め、手術をする。

……でも、内視鏡でつまめるのはあくまで粘膜層と粘膜下層の表層部だけである。癌はときに、粘膜下層以深において激しく水平進展することがある。粘膜だけつまんで確認したからと言って、胃の口側断端に「絶対に癌がない」とは判定できない。

そこで、外科医は、切除した胃の食道側断端部をリング状に切り取って、病理検査室に送る。これが有名な**術中迅速組織診（フローズン）**であり、断端に癌が存在しないことを迅速に確認する。

路傍の花

✿——「フローズン」もしくは「ゲフリール」と呼ばれる術中迅速組織（そしき）診[17]は、本項ですでに登場した術中迅速細胞（さいぼう）診とは、根本的に異なる手技だ。一般に「フローズン」と呼ばれるのは組織（そしき）診のほうである。そもそも前述の細胞（さいぼう）診では、凍結処理は行わないのでフローズンという呼び名はそぐわない。

これらは両方とも「迅速」とつくので混同する危険がある。そこで、私たちの施設では迅速組織診のほうを「フローズン」と呼称し、迅速細胞診を「術中迅速の細胞診」と略さずに呼称することで、間違いを防いでいる。

フローズンのほうが術中迅速細胞診よりも所要時間が短い。診断も含めた総行程は15分から20分程度[18]だ。

✿──フローズンで何をフリーズさせるのかというと、手術中に得られた臓器の切除断端（カット・マージン）部分や、腹膜の播種疑い病巣などを凍結させる。凍結すると何がうれしいかというと、硬くなるから薄切ができるようになるのだ。

薄切、すなわち、標本を4μmという血球レベルの厚さにスライスする[19]ためには、ミクロトームと呼ばれるかんなの上位互換機種みたいな装置を使う。ミクロトームを使えばどんな形状の組織でもすぐに薄切にできるかというとそんなことはなくて、通常はパラフィンの中に検体を埋めてロウで固めることで組織をブロックにし、扱いやすく固定してから薄切を行う。ところが、ホルマリン浸漬固定→パラフィン包埋といった作業には本来1日かかるので、手術中に採ってきたばかりの検体をすぐに評価することはできない。そこでパラフィンに埋めて固める代わりに急速凍結して硬くしよう、という、いかにも体育会系の発想で行われるのがフローズンだ。

クリオマウントと呼ばれるゲル状物質の中で検体を凍結することで、素早くブロックを作ることができる。薄切・染色すればわずか10分強でプレパラートが完成する。いかにも「迅速」である。

✿──ここでいう「迅速」とはあくまで「外科医が待っている間、患者がお腹を開かれている間に、急いで」診断を行うという意味である。

実際には、いつものプレパラートよりも薄切・染色ともに**やや質の劣る凍結作成標本**を、外科医にとっても病理医にとっても後戻りが効かない**一発勝負のシチュエーション**で鏡見するわけであり、**通常の診断にも増して丁寧に見なければいけなくて、ゆえに時間がかかる**。逆説的だが、病理医にとっては**迅速を見るのが一番時間がかかる**のだ。

17）外科医の行動方針を左右するドラマ性、および、「顕微鏡を覗くシーン」ではなく「手術中にオペ室にコールする」というフォトジェニックなスタイルから、日本病理学会のパンフレットなどにも使われがちな手技である

18）術中迅速細胞診だと40〜50分かかっていたことを思い出してほしい

19）これだけ薄くしてから染色することで、プレパラートの上に載っけたときに下からの透過光での観察ができるようになる

かつて、当院に常勤の病理医が4名、後期研修医が1名勤務していたときには、フローズンで胃の断端を評価する際、5名全員で標本を見た。当院に限らず、複数の病理医が普段は手分けして診断を行っている施設でも、**フローズンだけはみんなで見る**ことが多いと思う。それだけ緊張する手技である。

✿――細かい話だが、フローズンはDPC[20]で包括されない例外規定があるため、入院下の手術で行ってもきちんと報酬が入る[21]。臨床検査技師と病理医を拘束する手技が**病院にきちんと収入をもたらす**ことはとても大事なことで、病院運営に対しても申し訳が立つ。

元来、病理部門は免疫染色に用いる抗体や解剖費用などで持ち出しが多い部門である[22]。部門長である病理医がどんぶり勘定タイプだと、長い目で見ると、新しい抗体を買うまでのスピードが遅くなったり診断支援システムの導入が遅れたりして、遠回しに診断に悪影響を及ぼすので、どの検査がどれくらい病院に収益をもたらすかという視点は病理医にとって重要である。

実走

フローズン。病理検査室で病理医が断端を評価する。結果が出たらただちに術場に電話して、結果を口頭で伝える。さらに、病理診断報告書も書いて電子送信するが、外科医がレポートを読むのは手術が終わった後だ。したがって「電話で何と伝えたか」と「それがどう伝わったか」が全てである。ここでグダグダとわかりづらいことを言う病理医は嫌われ……はしないまでも「ああ、そういうやつだよな」という雰囲気が電話越しに伝わってくる。

フローズンで胃切除断端を見るとき、私は対物レンズを10倍にして、標本の右上もしくは左上から縦方向に視野を動かし、全ての視野をくまなく確認するようにしている。4倍では遠すぎる。20倍では時間がかかりすぎる。

さらに、全部見終わったあとに高速でもう一周する。これも見落としを防ぐためだ。とにかくそこに癌が存在したらただちに術場の外科医に「癌がどの層に、どれくらい存在するのか」を報告し、追加で胃を取ってもらわなければいけない。そうしないと「R0 手術（病変を採りきる手術）」にならない。ここで見逃すと全員がなんのために手術に臨んでいるかわからなくなってしまう。

路傍の花

✿——完全に余談だが、かつてとある高齢の病理医が、自分の上司であった人に「断端のゲフリール（ドイツ語、フローズンと同じ意味）で印環細胞癌を見落とすというのは、軍艦に乗って機銃掃射を担当する際に迫る敵機を見逃すのと同じだ」と言われたことがあるそうだ。私はそれを伝え聞いて、「それはつまり、見逃したら死ぬってことですよね……」と答えて震え上がった記憶がある。

✿——「念のためのもう一周」について。例えば乳癌のリンパ節転移を検索する際には、リンパ節を全視野スキャンしたあとで、リンパ節の辺縁部分（辺縁洞）の部分をもう一周ぐるっと再確認する。特に乳癌の原発巣が浸潤性小葉癌のときには「念のためのもう一周」の速度をさらにゆっくりにする。

くり返し。積み重ね。

なお、一周目で癌を見つけ出すのが基本であり、二周目があるからといって一周目で気を抜くことは許されない。もう、覚悟と安心のためとしか言いようがない。出張先などで、自分一人しかいない状況でフローズンを見るときが一番自分の脳脊髄消化管あたりにダメージを

20）DPC：diagnosis procedure combination；包括医療費支払い制度方式

21）術中迅速細胞（さいぼう）診は、DPC で丸められてしまい病院の収入にならない（2020 年現在）

22）費用対効果を大事にする風潮、もっと広まってほしい。もっとも、医療における費用対効果は単純に病院が儲かるかどうかという話ではないのだが……。参考：「日本の医療保険財政を救えるか！？費用対効果評価がめざす未来とは」（週刊医学界新聞 第 3370 号、2020 年 5 月 11 日）

被る。全く世の“一人病理医”たちは偉いなあと思う。

✿──フローズンのとき、他の病理医と一緒に同じプレパラートを見ることができる集合顕微鏡を用いるパターンがある。誰か一人がプレパラートをドライブ（動かすこと）し、残りのメンバーは画面を見ることに専念する。

集合顕微鏡は複数人で同時に同じ視野を検討することができるため、主に教育目的で使われることが多い。しかし、フローズンのような日頃よりも時間がタイトで、かつ見逃しが絶対に許されないシチュエーションで使うのは、私はどうも苦手である。なるべく自分一人で、自らドライブする顕微鏡で、自分だけの視野で標本を確認したほうがミスが少ないと感じる。他人が動かす顕微鏡は見落としやすい気がする。視野の移動が自分の思い通りにならないからか？　加えて言えば、他人が動かす顕微鏡は酔いやすい（さすがに私は慣れているので酔わないけれど）[23]。

フローズンは病理診断の花形的に捉えられているフシがあり、病理医がいいところを見せる絶好のチャンスとされているようで、病理診断科に研修医がいるときフローズンが発生すると「ほら、一緒に見てみよう」とばかりに集合顕微鏡に同席させられる。このとき病理医がいつものノリで、高速で視野を動かしながら標本の全検索を行うと、研修医はあっという間に酔ってしまう。病理にいい思い出がなかったと語る研修医はたいていフローズンでひどい目にあっている気がする……がこれはちょっと言い過ぎかもしれない。正確には「フローズンで高速視野移動して研修医を酔わせるくらい気が回らない病理医のもとにいると、どんな勉強をしてもひどい目にあう」。……ああ、もっと言い過ぎてしまった。

実走

「病理です！　○○○○（患者フルネーム）さんの部屋でよろしいでしょうか。胃口側断端を評価しました。断端は陰性です！　よろしくお願いします！[24]」

断端はネガティブであった。無事、手術は予定通り完遂される。

無事切除された胃全摘術検体は、外科医によって大彎部で切開され、コルクボードやゴムボードなどにピンで打ち付けられる。事前の内視鏡像、あるいはX線像などをもとに、適切な強度で伸展されることが重要だ。手術が終わってヘトヘトになった外科医によって伸展固定が行われるが、このとき、切除検体の漿膜側脂肪織内に含まれるリンパ節が取り除かれることが多い。いわゆる「芋掘り」である。

芋掘り＋ピン留めの作業を「標本整理」と呼ぶ。近年の標本整理は、作業が面倒なだけではなく、指先が冷たい。「えっ、別に冷たくないけれど……？」という外科医がいたら要注意だ。その施設のやり方では、いずれ病理医が頭を抱えることになる。

路傍の花

✿──患者から摘出した検体にがんを含む場合、将来的に、**がんゲノム医療**の対象となる可能性がある。日本病理学会の策定した『ゲノム診療用病理組織検体取扱い規程』があり、**がんの種類や進行度などを問わず**、あらゆるがん検体は原則的に**「将来がん遺伝子パネル検査に使うかもしれない」という観点で処理を行わなければいけない**。要は、病

23）かつて医学部の学生実習に顕微鏡を用いた組織学実習や病理学実習というのがあった。今もあるらしいが、多くはデジタルスライド（PCのモニタ上に組織像を投影する）に切り替わってきたようだ。デジタル化が進む前の学生用顕微鏡は非常に質が悪く、端的に言えばあれは「乱視」であった。左右の鏡筒の光軸が合っていないから、ただ覗き込むだけで具合が悪くなるし、移動させれば酔う。学生実習のためだけに高価な顕微鏡を揃えるわけにもいかないからやむを得なかったとは言え、はっきり言って、あの低クオリティの顕微鏡を医学部の2年時や3年時に経験することは、「顕微鏡は酔うものだ」という固定観念を多くの医学生に植え付けたと思う。近年、病理医を目指す学生の人数が増えているのは、別に病理学会が広報に成功したとか知名度が上がったとかいう理由ではなく、意外と、「顕微鏡で酔った経験のある人数が減った」からなのではないか……と密かに邪推している。真偽不明

24）昔、確かエッセイ『いち病理医の「リアル」』（丸善出版、2018）に書いたと思うが、私はこの「フローズンの最後によろしくお願いしますを言う」というのを長年やっている。これはもう理屈ではない

変に含まれるDNA、および一部の検査ではRNAをあまり破壊しないように気を付けろ、ということである。2020年現在、がん検体を取り扱う上では、以下のような禁忌があることを覚えておくとよい。

- ホルマリン固定をせずに常温で放置する
- 推奨されている10%中性緩衝ホルマリン以外のホルマリンを使う
- ホルマリン固定時間が48時間を超える
- 酸を用いた脱灰をする

これらをやってしまうと、塩基が化学修飾されたりDNAが断片化したりしてしまって[25]、次世代シークエンサー（NGS）を用いたゲノム解析が困難になる。

元々、病理検査室ではさまざまな点に気を配って、がんのゲノム解析を効率よく行うべく標本を取り扱っているのだが、手術直後、検体が冷虚血時間（cold ischemic time）に入ってから検体をホルマリンにぶちこむまでの時間は、病理検査室は標本に介入できず、検体をコントロールできるのは原則的に外科医だけである。すなわち、**検体処理の話は、病理医だけが知っていればいいわけではない。**

今回の症例で言うと、胃切除後、検体はすぐに**冷蔵庫の中で保管**される必要がある。胃が切除されてからもさまざまな処置が続くが、その間、膿盆の上で胃が常温放置されることは避けなければいけない。手術が終了したら胃を冷蔵庫から取り出して、ただちに「芋掘り」および「伸展ピン留め」を行い、できるだけ早くホルマリンに浸漬させる。ここまでは外科医が担当する。4℃で保管した臓器を探ってリンパ節を取り出す作業、すなわち**芋掘りは指が冷たい作業になるはず**なのだ。

✿ ホルマリンの浸透速度は1 mm/時といわれており、かつ、1 cmを超えて浸透するにはかなり時間がかかる[26]（表面が過固定になるばかりで、内部になかなかホルマリンが浸透していかないことがある）。考えたくもない例だが、剖検臓器を何も考えずに丸々ホルマリンバケツに入れてしまうと、何日置いておいても臓器の内部が固定されず、自己融解、さらには腐敗を招く。

臓器の種類にもよるが、厚さが3 cmを超える検体をホルマリン固定する際には、あらかじめ3 cm幅程度で割を入れておくか注射器で内部にホルマリンを注入する方法が採られる（肺や乳腺など）。こういった作業もひとつの標本整理である。ここをないがしろにすると、てきめんに遺伝子変異検索の結果が出なくなり、患者にとって、ときに大きな不利益となる。

たいていの臨床医は面倒くさがる作業だ。もちろん病理医から見ても面倒くさい。でも、全員が面倒くさがるとないがしろになる。病理医は率先して外科医の標本整理を導く立場にいる。

✿──標本を正しく伸展すると、板に貼り付けた検体は事前の内視鏡像通りに……いや、それ以上に、隆起や陥凹、細かな凹凸、テクスチャなどをきれいに示現するようになる。画像の勉強をしたい人にとって絶好の教材だ。

逆に、きちんと伸展がなされない標本、すなわちたるんだり、めくれたりしたままホルマリンの中に放り込まれてしまった標本は、その後どれだけ工夫したとしても適切な病理診断が行えない。手術検体を4～5 mm、あるいは2～3 mmの幅で短冊切りにしようと思っても、検体が伸展されていなければ適切な枚数の標本は作れない。病理学が立脚する統計データは全て、美しく伸展固定した標本を適切に切り出しして得られた標本下に規定されている。伸展がだめだとステージングすら危うくなる。

だいたい、内視鏡で消化管を観察する際に、送気しない状態で病変を観察する内視鏡医はいなかろう。病理診断も形態学であるから、病変部を伸展してなんぼなのだ。

✿──正しく伸展された標本を30分ほどホルマリンに浸して取り出すと、いわゆる**半固定**と呼ばれる状態になる。ホルマリンに浸漬することで検体内の水分がホルマリンに置換されるが、30分程度の固定では、検体が生体内に存在したときの色調がまだ保たれている。昔はこの半固定標本を写真に収めて画像と病理の対比を試みる消化器内科医がいた。

25）参考：「臨床医に知っておいてほしい検体取扱いの基本」『がんゲノム医療遺伝子パネル検査実践ガイド』（角南久仁子 他 編著、医学書院、2020）

26）外科病理マニュアル（病理と臨床 26 臨時増刊号、文光堂、2008）、他

近頃はあまり見なくなったが、かわりに、内視鏡切除検体をあの手この手で解析しようとする内視鏡医[27]が増えてきたように感じる。

✿——病理診断を行う前の段階に、外科医をはじめとする非病理医の理解と協力を求める場面が多々ある。ここには面倒くさい作業が多いことも事実であり、病理医が率先して告知・行動変容に努めないと、外科医も困る。

標本整理のお作法は、がんゲノム医療が変化するごとにどんどん変わっていく。情報をキャッチアップしてわかりやすく一覧にするなどして、**検査室だけでなく手術室にも周知徹底をはかる**。ここまでが病理医の仕事である。

このとき例えばPowerPointを使ってパンフレットや告知板のようなものを作ったりオンラインで情報を共有したりするスキルは高ければ高いほどいい。つくづく病理医の仕事は、書類上でいかに見せ方を考える仕事なのだ。ただ、私は残念ながらデザインセンスをあまり持ちあわせない。よくツイッターなどで「いらすとや」を使ってイラストギャグなどをつぶやいているけれど、後から自分の作ったネタ画像を見ていると、ここにはもう少しいい見せ方があっただろうにとダメ出しをすることになる。まあ診断業務と関係ないところでいくら滑ってもかまわないが……。

実走

ホルマリン浸漬固定後、2日弱で「切り出し」を行う。ホルマリンから取り出したばかりの臓器はそのままだと揮発性の刺激臭に満ちあふれており、目鼻を近づけるのがつらい。このため切り出しの1、2時間前から愛護的に水洗い（流水をぶっかけると粘膜が剥がれるので、水を張ったタッパーの中に浸すなど）して“ホルマリンっ気”を切っておく。

さあ、いよいよ切り出しを始めよう。40代女性、術前カンファレンスで

4型進行胃癌として提示された胃全摘術検体。今日はこの他にも7件の外科手術材料、および関連病院から輸送されてきた3件の手術材料があるので、合計11件の切り出しを行う。院内の外科切り出し合計8件については、午後1時から外科医が一斉に切り出し作業を見に来るので、その同席を待つ。いわゆる**「立ち会い切り出し」**である。

外科医は私の切り出すスタイルを眺めながら、術前に気にしていたことなどを語る。外科医が術前、術中に感じた細かなゲシュタルトを直接本人から聞くことは**思った以上に病理診断の精度を上げてくれる**[28]と感じる。

手術中に臓器を触ってみた感触を聞くことが切り出しに役立つこともある。「このあたりで何か硬いものを触れたんだよ」と教えられてはじめて、脂肪織の中に埋没したリンパ節転移巣に気付く、といったケースもまれにある。

そんなものは病理医が丁寧にマクロ診断をすれば見つかるはずだ、というのは正論だ。しかし、ホルマリン固定によってやや硬くなった検体から得られるマクロ所見と、生体内でフニャフニャだったときの臓器から外科医が受けた印象とでは、そもそもフォーカスしている生体現象に差がある。**せっかく外科医が来てくれている**のだから、病理診断に外科医の診断を積み重ねて精度を高める努力をしたいと私は考える。

外科医もただ私に情報を与えるためだけに立ち会いに来るわけではない。私が切った臓器の割面を観察し、私のマクロ診断解説を聞き、術前の画像診断での読みがどれだけ適切だったのかをマクロ所見によって後方視的にチェックする。最終的に病理医から渡されるレポートは、どれだけ細かく記載したものであっても所詮は文章であり、箇条書きと定型文を活用した形式的な部分が多い。これに対して実際にホルマリン固定後の臓器を目で

27）『上部消化管内視鏡診断マル秘ノート1』（野中康一 他 著、医学書院、2016）内、Web袋とじ企画「症例発表が待ち遠しくなる！　内視鏡カンファレンス、研究会のための内視鏡写真と病理写真『対比』の作り方」などを参照

28）まあEBMにできるほどの有意差があるとは言わないが、少なくとも、「その外科医があとで自分の書いた病理診断報告書を読むのだ」という実感を込めてレポートを書くと、格段に伝わりやすくなる……気はする

見ることは、あとあとまで心の中に残るようなビジュアル的記憶として外科医の心に残る。

外科医立ち会いの下、検体に割を入れながら「ここが深そうだから標本にしますね」、「ここは周囲と比べて変化が強いので組織検索をしましょう」と逐一確認をする。このとき、マクロ観察で得た情報を、**外科医がただちに理解できるような日本語に随時変換しながら口に出すといい**。病理医が目から仕入れた情報を、病理医が独自に頭で理解するだけではなく、臨床医が理解できる言葉に置き換える作業。**これは実は病理診断報告書を書くのと同じことでもある**。きちんとマクロ所見を取って、きちんと外科医に説明できたならば、立ち会い切り出しの時点で、すなわち顕微鏡診断を行う前の段階で、病理診断は**8割方終わっているということになる**。

路傍の花

✿——多くの外科医は毎日手術に入る。当院の場合、水曜日は手術が少なくてカンファが中心であり、その日の午後は大半の外科医が切り出し室にやって来られるため、外科検体の切り出しを水曜日に行えば、多くの外科医が切り出しに立ち会うことが可能となる。

ところでがんゲノム診療を想定する場合、ホルマリン固定時間を48時間以上にしないことが必要である。過固定は遺伝子検索に支障を来たす。そもそもホルマリン過固定は病理医が日常的に行う免疫染色に悪影響を及ぼす（うまく染まらなくなる）ということもあり、とにかく過固定は御法度。切り出しは手術の翌日もしくは翌々日に行うことが望ましい。当院でも、切り出しの回数は週に3回あり、過固定を防ぐ体勢をとる。このため、外科手術検体の切り出し全てに外科医が立ち会えるわけではない。立ち会えるのはあくまで水曜日まで切り出しを待てる手術標本だけだ。

「外科医を切り出しに立ち会わせるよりも、検体内のがんゲノムを保ち免疫染色を良好に行うために、ホルマリン固定時間を適切にするほうが優先だ」という考え方には文句の付けようがない。ただし、切り出しの場での外科医との会話という技術が相対的に軽視されつつあることは残念だ。「固定を優先するためには、限られた症例でしかディスカッションできないけれど、なるべく外科医には切り出しに立ち会ってほしい」というのが私の偽らざる本音である。お互いに忙しい状況で、共同作業をいかに調整するのか。これはもう、理論でどうこういうより、人間関係次第といった印象。

✿——病理医がどれだけ優秀で、マクロ診断能力や切り出し技術がいかにエレガントであろうとも、外科医とディスカッションしながら行う切り出しの優位性は揺るがない。タイミング的に外科医の立ち会いが得られなかったケースで「ああ、立ち会いで切っていれば最初から答えがすぐ見えたのにな」と感じるケースも多々ある。

実走

胃切除検体の観察を進めよう。

外科医は十分に胃を伸展してピン留めしたつもりでいる。しかし、胃壁自体が癌の浸潤に伴う desmoplastic reaction（線維性間質形成、浸潤部の線維化）[29] で硬く引きつれているため、あまりきちんと伸展されない。これ以上引っぱるとあちこちちぎれてしまう。

線維性結合織による硬化と収縮。キズ痕が引きつれるのは、創傷の深部にできた肉芽がケロイド化して線維形成するために起こるわけだが、あれと同じような硬化・収縮が癌にも起こる。胃は短軸方向にギュッと絞られており、長軸方向にも伸びない。典型的な 4 型胃癌である。

内視鏡やバリウムにおいて「伸展不良」という言葉があるが、病理のマクロ像でも「伸展不良」は存在する。病理の場合は、空気を入れて胃をパンと開いたり閉じたりすることはしないが、本来であれば外科医が伸展してピン留めできるはず[30] の**軟らかい胃壁がちっとも伸びない**ことから硬

29)『Dr. ヤンデルの臨床に役立つ消化管病理』（市原真 著、羊土社、2020）を参照してほしい。めちゃくちゃがんばって書いた本なのだが新型コロナウイルスに伴う学会中止、書店閉鎖とかぶってしまい（？）なかなか売れない。もっと売れてほしい

さという情報を読みとる。

さて、癌（上皮性悪性腫瘍）は基本的に粘膜内に発生する。そして粘膜筋板という「床」を破って、粘膜下層（床下）に浸潤性の増殖を示す。これを粘膜側から肉眼観察すれば、少なくとも**粘膜内の進展範囲**については、かなりの高確率で読み切ることができる。

これに対して、「床下」である粘膜下層以深の進展範囲は、表面から見るだけでは読みづらい。しかし、例えば床下にイヌやネコ、ネズミが入り込めば、床の上からも**物音**は聞こえるし、ドコドコと**下から押される感触**も伝わるだろう。それと一緒で、粘膜下層の情報が全く読めないわけではない。**というか、かなり読める**。病理医は、**割を入れる前に**粘膜面を死ぬほど細かく観察し、粘膜内癌の範囲、さらには床下の癌の範囲を、できるだけ読みとろうとする。

ここで、「どうせ顕微鏡で断面を観察するんだから、表面からそんなに細かく見なくたっていいべや」とツッコむ人は、

病理医として、だめだ。

行替え・センタリング・フォントサイズ変更までして全否定するはめになり笑ってしまった。しかしこれは本当である。「割を入れる前に」、「顕微鏡を覗く前に」、表面からの観察で病変を読み切ろうとしない病理医は、結局、診断の細部を見落としまくる。なぜか？　それは、「病理医は切り出して見つけた病変しかプレパラートにしない」かつ、「プレパラートにならなかった病変は誰も検討できない」からである。おわかりだろうか？　肉眼で病変に気付いてプレパラートを作るところまで行けば、あとからいくらでも振り返って検討できるが、プレパラートを作ろうとすら思わなかった＝マクロで見逃された病変はどうやっても検討できない。

例えば、病理医が胃粘膜の観察をおざなりにすませ、主病変から離れた部分にある**別病変**を見逃したら、その病変をそれ以上精査できる人は世の

中に存在しなくなる。これは決してしょっちゅうあるケースではないのだが、肌感覚として1年に1度くらいは陥る危険性があるピットフォールではないかと考えている。マクロ診断をなめてはいけない。

路傍の花

✿——同時性重複癌の見逃しについてを語ろう。たいていは、主病変のほうが大きく（例えば本例のように4型病変）、別病変は小さくて（**だから**内視鏡医も外科医も気付かない）、おまけにたいていの場合予後に影響するのは大きいほうの病変であり、小さいほうは予後には関係しない……ことが多い。でも、別病変が**サイズは小さいながら進行癌**ということはあり得る。進行癌が2つ含まれていた胃で、片方の病変にしか気付かないというのは、かなり大きな問題を引き起こす。

より具体的に思考実験を進めよう。主病変（4型病変）の組織型が低分化腺癌、見逃した小さいほうの病変の組織型が高分化型管状腺癌だったとする。手術後数年経って、**見逃されていたほうの胃癌が肝転移を引き起こした**らどうなる？　この場合、肝転移巣の診断は、最終的にはなんと**原発不明癌の肝転移**になってしまうのだ。例えばこんな会話がなされるかもしれない。

病理医「振り返って胃の病理を見てみたんですけれど、4型胃癌は確かにいつ転移してもおかしくないくらい進行していました。しかし、組織型が低分化腺癌です。今回新たに出現した肝転移の組織型とはまるで違います」

臨床医「おかしいなあ、じゃ他に原発巣があるんだねえ」

そして膵臓や小腸や肺などを想定した濃厚な原発巣探しが施行される。もちろん原発巣は見つからない、なぜなら肝転移の原発は胃にあって、しかもそれは切り出し時に見逃されていてプレパラートになっていないからだ！　結局「原発不明癌の肝転移」と診断された病変に対しては、胃癌なら検索されるであろうHER2免疫染色が行われない。

30）逆にいえば、外科医がいつも同じようにピン留めしてくれているという信頼がないと、病理医は胃検体の軟らかさを読むことができない

これは仮の症例であるがはっきり言って最悪である。書いていて寒気がしてくる。おそろしいのは、このタイプのミス、あとから気付きようがないということ。医療の常識からすると、**病理医がマクロで病変を見逃すというのは想定外**である。すでに採られている胃の中にもうひとつ癌が紛れていたけれど病理医が見逃した、というのは**ある種の叙述トリック**だ。

もちろんこれは極端な例だけれども、例えば私が当院で指導してきた研修医たちを思い出すと、早期胃癌の胃切除検体に存在した第二病変、第三病変を見逃して、主病変の切り出しに集中しようとし、横から私に指摘された病理医のタマゴは一人や二人ではない。すなわち、この手の話は今日もどこかで起こっていると考えたほうがいい。リスクマネジメントだけは怠ってはいけない。マクロ診断が一番取り返しが付かない。だから、外科医に立ち会ってもらったり、術前のカルテをたどって画像を見たりして、「病理医である自分が見落としている病変がないかどうか」を幾重にも確認する。ここにもくり返しが要る。

✿——術前に内視鏡医が病変を2つ指摘していたにもかかわらず、病理医が切り出し時に片方しか検索しなかった、というケースを伝え聞いたことがある。こういうときは怒りと困惑のハーフ＆ハーフ的形相の内視鏡医が病理医に電話をかけ、病理医は慌てて「追加切り出し」を行うことで事なきを得る。逆に、内視鏡医も見逃す病変というのも実際に存在する。特に主病変が大きく、消化管が硬く引きつれていたり、そもそもスコープが狭窄部より先に通過できないような状況では、術前観察が行えない領域があり得るので、別病変の指摘も難しくなる。

蛇足の私見だが、症例検討レベルの報告を見ていると、EB virus associated gastric cancerは、たとえ内視鏡で胃内が全検索されていても、副病変が見逃される率がやや高い気がする。

実走

切り出し時のマクロ診断は超絶大事である。先ほども少し書いたが、マクロ観察で得た情報は病理医の頭の中で理解するだけではなく、例えば外科医が理解できる言葉に置き換えて口に出すことで、レポートを書く前に診断が8割方終わる。

そう、適切なマクロ診断をすれば、胃癌だろうが大腸癌だろうが乳癌だろうが、子宮体癌だろうが肺癌だろうが肝細胞癌だろうが、膵癌だろうが胆管癌だろうが膀胱癌だろうが、**顕微鏡を見なくてもマクロだけで診断の8割は終わる**。誇張ではないし、むしろ私は今、**少し謙虚な言い方**をした。なにせ当院に研修に来るドクターたちの前では、「切り出しの時点で診断を9割まで詰めろ」と言っている。

例えば消化管癌の水平方向の進展範囲と、垂直方向の浸潤距離は、基本的にマクロの時点でわかる。いわゆる「範囲と深達度」だ。

胃の4型胃癌は、粘膜内癌の範囲と床下の癌の範囲が一致しづらいことで有名であるが、壁の肥厚度合いに加えて、ひだの不均一な太まりやひだの間隔が妙に狭くなっている部分などに着目すれば、範囲は9割確定できる。

深達度はどうか？　刃物を入れて割面を見れば情報は増える。しかし、いったん入れてしまった割は元に戻せないわけで、できれば割を入れる前の粘膜面・漿膜面の観察で深達度についても読み切ってしまうことが望ましい。漿膜面から見て明らかに壁が白っぽく硬く透見されていれば、そこは癌が漿膜近傍まで浸潤しているだろうとわかる。でも、漿膜を見なければわからないというものでもない。粘膜面からでも、壁の肥厚度合いや、粘膜筋板や固有筋層の破壊に伴う段差の形成、壁の変形の強さなどを考慮すれば、深達度も9割わかる[31]。

ミクロで確定するのはあくまで残り1割！　ミクロに頼らなければいけない部分を減らせば減らすほど、ミクロの切れ味も上がる。

31）これを内視鏡でやっているのが内視鏡医だ

ただし、例えば、漿膜面の観察を怠って、主病変から離れた部位にある腹膜播種病変を見逃してしまったら、そこを標本作製することはできない。**気付かなければ標本にはできない**。内視鏡診断を模して粘膜面からの観察にこだわるのは楽しいけれど、得られる情報全てを使って病変を読み切ることこそが、病理医の大切な使命である。

路傍の花

✿——病変部の詳細な肉眼観察をすることは重要だが、上述したように、主病変の周り、すなわち背景に気を配ることもまた病理医の使命である。

「病変背景」を見る大きな理由のひとつは、(臨床医すら見逃したような) 他病変の見逃しを防ぐこと。これは臨床診断の精度管理であり、「積み重ね」的側面である。ただ、背景に他の病変が潜んでいないかと探すだけではなく、背景環境そのものをもきちんと検討しておきたい。

例えば胃や肝臓などでは、癌の発生において背景にピロリ菌による萎縮性胃炎や慢性肝炎・肝硬変が見られることが圧倒的に多い。したがって、これらの臓器では、背景粘膜の評価をすることが病理診断に含まれる。毎日のように胃癌の背景胃や肝細胞癌の背景肝を見ていると、「だいたい癌が出る粘膜はこういう雰囲気」というゲシュタルトが蓄積していくが、これが国をまたぐと一気に話が変わるので興味深い。私は縁あってモンゴルの胃癌をそれなりに見ているのだけれど、モンゴルでは胃癌の背景粘膜が日本のそれとは違う。現地の内視鏡医と会話していても、日本でいう京都分類に基づいた萎縮性胃炎の時間経過がモンゴルだとイマイチ当てはまらない印象がある。これはピロリ菌のサブタイプの違いによるものだろうと推察できるわけだが、モンゴルと同系統のピロリ菌感染をみるはずのパキスタンでは胃癌発生自体が少ないとされ、どうもピロリ菌以外にも原因があるようだ。こういった**アブダクション**は、胃癌発生メカニズムを疫学的な見地から考えるときに有用だろうと思われる。病理医は病の理をみる立場にいる以上、病の発生原理にも興味をもつのが自然なことだ。

✿——マクロ診断の詳しい手順については専門書を読んでほしい……のだが、臓器ごとに全て買いそろえるのは大変なので、現実には、病理検査室であればまず間違いなく完備されているであろう文光堂の『腫瘍病理鑑別診断アトラス』シリーズなどを切り出しのたびにチェックすることになる。ただ、これも冊数が多いから、雑誌『病理と臨床』の2019年臨時増刊号「肉眼病理」の特集を読むか、あるいは同2008年の臨時増刊号「外科病理マニュアル」を読むなどで代用することも可能だろう。

でも、そういう本がひと通り苦手だ、読んでいられない、という人には、しょうがないのでとっておきの教科書を紹介しよう。自著だ。『Dr. ヤンデルの臨床に役立つ消化管病理』(羊土社、2020)。これがおすすめである！　と書くくらいのことは許してほしい。大腸と胃のマクロ診断について、ここまで覚えていればまあ最低限の義務は果たせるのではないかと思う内容にしてある。

実走

ここまで胃癌を例に挙げてきたので、粘膜面からの観察の重要性をくり返し語ってきたが、割面の肉眼観察ももちろん重要である。特に、肝細胞癌や腎細胞癌、膵癌、胆管癌といった充実臓器に発生する病変では、外から見ても hump（外側に貼り出している）や indentation（内部に引きつれている)、あるいはうっすらとした色調変化くらいしかわからないので、マクロ診断は割面が中心となる。

では、割面では何を見るか？　病変の境界を追いながら、どこにどれくらい浸潤しているかを確認する。加えて、病変の色を見ることにもかなり大きなポイントがある。

色は病理医以外が知り得ない情報だ。そして、だから、臨床医があまり重要視しない情報でもある。脂肪成分が肉眼で黄色く見えるかどうかよりも、脂肪成分がMRIのT1強調画像のin-phaseとout-of-phaseでどう見えるかのほうがよほど大切にされる。

では、病変の色調は病理医にしか興味を持たれないニッチな情報かというと……個人的に、病理医が臨床医と視覚イメージを共有する上で役立つ「ツール」だと思っている。

例えば、大網や腹膜の脂肪織が黄色いのは多くの臨床医が経験しているので、それを引き合いに出しながら「副腎の割面で皮質が黄色いのは、脂質を豊富に含みステロイドホルモンを生成するからだよ」と伝えると一発で納得してもらえる。

さらに、早期肝細胞癌や高分化型肝細胞癌に含まれる胞体内の小滴性脂肪は肉眼的に少し黄ばんで見える部分に存在することが多いと伝え、小結節境界不明瞭型から nodule-in-nodule 形式で発生した肝細胞癌の周囲を外科医といっしょに目視して「脂肪沈着を伴う肝細胞癌探し」をやる。CT や MRI 像を思い出しながら「ここまでが病変っぽいですね」「画像通りですね」とやると、切り出しはスムーズに進むし、なにより楽しく（？）なる。

「乳管内の comedo necrosis や転移性肝癌の管腔内外の壊死が黄ばんで見えるのは、細胞死に伴い細胞膜（リン脂質二重膜）が蓄積するからなんですよ」と言えば、たいていの外科医は目を輝かせる。「マクロファージによって貪食された脂質成分は分解までに時間がかかるから、黄色肉芽腫性胆嚢炎（xanthogranulomatous cholecystitis）は割面が黄色になるです」と伝えれば、さらに感嘆の声も上がるだろう。

「次にこの病理医はどういうストーリーを語ってくれるのだろうか」

と**ノってくれたら成功だ**。ノってくれる？　それって〔実走〕ではなくて〔路傍の花〕じゃないの？　まあそうかもしれない。でも、病理医がクライアントを「ノせる」ことは、主たる業務だと思う。

割面のマクロ診断では、周囲組織への浸潤部や管腔臓器の癌の最深部など、そこを顕微鏡で見ないと診断が確定しないとわかっている部分をきちんと同定して標本作製することが重要だ。加えて、病変の多彩性にも着目したい。内部均質な腫瘍において、同じような色調、同じような進展様式を示している部位を何枚標本作製しても、顕微鏡で得られる所見はさほど変化がない。逆にいえば、「なるべく違う肉眼像」を呈している部分を選んでプレパラートを作れば、それだけ多彩なミクロ像精査が可能となる。

多彩性を評価するために標本を作るというのは、**病理総論的**な大原則であるし、多くの臓器で実際に運用され、実績が蓄積され、確かにそうだと帰納的に証明されていることでもある。

丁寧なマクロ診断によって選別された箇所を顕微鏡で見ることで、ようやく精度が保たれるのが病理組織形態学。ここまでやれば「病理診断はマクロで9割決まる」と言っても確かに過言ではない。

路傍の花

✿――「そこまでマクロ所見に依存しなくても、充実性病変なら最大径が出ている割面を1面標本作製すれば十分だろ」くらいの気持ちで切り出しをする人もいる。でも、多くの病理医は「切り出し時の所見に応じて標本作製個数を考えよ」と口を酸っぱくして発言している[32]。

例えば卵巣の切り出しについて、私は「直径10 cm以内の腫瘍なら、直径（cm）と同じ枚数の標本を作製しなさい、10 cmより大きい腫瘍なら径1 cmにつき標本2枚作りなさい[33]」と指導されたことがある。でも、婦人科病理専門医はこのような機械的な標本作製はあくまで原則であって、実際には肉眼像から鑑別診断を挙げてそれに応じた標本採取を行うべきだ[34]と書いている。

実走

ようやくできあがってきたプレパラートを見る。プレパラートを顕微鏡のステージにセットする前に、ガラスを明かりにかざして目視すると、胃壁が著しく肥厚している様子が伝わってくる。診察室に入ってきた患者を見た時点から診断が始まっているように、プレパラートを顕微鏡に載せる

32）『病理と臨床 26 臨時増刊号 外科病理マニュアル』（文光堂、2008）を見るとどの病理医も異口同音にこれを言っている

33）Silverberg SG, et al. Hum Pathol. 35: 910-917, 2004

34）前述（脚注32）の『外科病理マニュアル』pp.310-314を参照

前からミクロ診断は始まっている。

マクロ診断と事前の生検結果によって、**「低分化腺癌による scirrhous type の胃癌だろうな」とだいたいわかる**わけだが、さらに、プレパラートを明かりにかざした時点で、**十中八九、低分化腺癌の SS/SE 病変だな**、と確信を新たにする。

深達度はともかく、なぜ組織型・分化度までわかるのか？　それは、高分化型管状腺癌や中分化型管状腺癌のときと、低分化腺癌のときとでは、明かりにかざしたときのゲシュタルトが異なるからだ[35)]。別にこれは、顕微鏡を使わずとも細胞が見られるほど視力がいいという話ではない（当たり前）。過去に手でかざしたプレパラートを拡大し、拡大所見を見てからまた明かりにかざして、ということを**積み重ねた**人、クローズアップとロングショットを**くり返した**ことがある人間だけが得られる、特別ログインボーナスみたいなもの。

ロングショットで得られる情報量が多ければ多いほど、クローズアップ診断の速度は速くなる。次から述べる「胃の４型・低分化腺癌に特有のピットフォールと、その対処法」を事前に思い浮かべてから、顕微鏡を覗き込むことができるということ。心の準備ができた状態でミクロに挑むということ。これは正直めちゃくちゃにでかいアドバンテージである。100 連確定ログインボーナスである。

①漿膜に沿って横に這うような病変を見逃さないこと
②粘膜筋板の上下でリンパ管侵襲によって水平進展するのを見逃さないこと
③粘膜下層で癌細胞の周囲に線維化をあまり伴わないタイプだと、癌の範囲が極めてわかりづらくなるので、まずはそういうタイプの癌かどうかをきちんと見極めること
④胃壁のどこに癌細胞が存在するかによって、癌細胞の形態が微妙に

変わることがあること

⑤漿膜下組織に付着した小さなリンパ節内への転移を見逃さないようにすること

これらの「警戒シグナル」を認識した上で顕微鏡を見れば、少なくとも「全視野で強拡大にする」というおそろしい手間は省ける。ここぞというポイントで拡大を上げ、それ以外の部分では弱拡大でざっとマッピングをする[36]。

私が歴代のボスたちに異口同音に指導された消化管手術標本の見方を紹介しよう。まず、粘膜内をスーッと横に見たあとで、先に**漿膜側をざっと確認してしまうとよい**と言われた。これは先述の警戒シグナルの①を意識したもので、漿膜は序盤と終盤にそれぞれ確認するほうがよい、という考え方に基づく。粘膜から順に深部に向かって診断を進め、最後に漿膜を見るやり方だと、年に1、2回くらい、漿膜側で飛び飛びに分布するタイプの癌を見逃しそうになる。先人の知恵にはそれなりの根拠がある。

さて、マクロ観察の時点でも少し書いたことだが、多くの癌では病変内に組織学的な多彩性 heterogeneity が見られる。切り出し時にはなるべくその多彩性が観察できるように標本を作るわけだが、これはつまり、**ミクロで観察すると部位によって癌細胞などの見え方が変わる**ということに他ならない（警戒シグナルの④だ）。ときには、そこにある細胞が「癌かどうか」という極めてプリミティブな部分で頭を悩ませることもある。

癌細胞がどこにあっても同じような「顔つき」であれば、学生であって

35）以前に「血液内科ルート」（p.133）で「弱拡大のゲシュタルト」の話をしたが、弱拡大どころか手かざし状態でもゲシュタルトは存在するのである

36）もちろん時間があるならば全視野を強拡大して、めくるめく細胞世界に浸っても全くかまわない。指導医・常勤医でそれをやると、確実に仕事は終わらないが、仕事が終わってもなお「勉強してみっかな」という気持ちになることはままある

もさほど判断に迷わないものだ。核が異常に大きくて核小体がゴリゴリ顕在化していれば、すぐに悪性と判断できるだろう。しかし、部位によって核や細胞質の所見が多彩に変化することがある。そういうときに、型どおりに細胞異型だけで癌かどうかを判定していると、場所によって再現性がなくなり、どこからどこまでが癌のバリエーションなのかわからなくなって、診断スピードがガクンと落ちる。

管腔臓器であろうと実質臓器であろうと、癌細胞はかなりの確率で**周辺環境に応じて間質を誘導し、形態変化する**ということを覚えておくとよい。癌細胞そのものを見るだけではなく、**癌と周囲の変化をセットで検索する**。これがわかると、たとえ癌細胞が多彩に変化しても、癌周囲の間質との「併せ技一本」で、癌だと判断することができる。

癌細胞自身が誘導する cancer associated fibroblasts (CAFs) をはじめとするがん微小環境[37]の形成は、管腔臓器であれば、癌が粘膜内にあるか粘膜下層以深にあるか、固有筋層内にあるか漿膜下組織にあるかによって、形成量やパターンに差がある（私見）。一般に、粘膜内では線維化はかなり少なく[38]、**粘膜下層と漿膜下組織では癌細胞は周囲に線維化を伴いやすい。**また、粘膜筋板・固有筋層（すなわち平滑筋のある部）では線維化はあるもののさほど目立たない。

プレパラートを弱拡大でざっと見て、**漿膜下組織に不自然なピンク色（線維化）があったら、そこは必ずクローズアップして「癌が存在するのではないか」と念入りにチェックする**ことは基本中の基本だ。特に3型や4型の胃癌では、粘膜を見たあとに漿膜をざっと見るという序盤の一連の動きの際に、線維化をフックとして癌細胞探しをやっておくと非常に効率がよいと思う。

ただし、ピンク色（線維化）ばかり探していると、今度は固有筋層内に五月雨浸潤するタイプの癌細胞を見逃しやすくなる。がん微小環境だけに頼るのではやはり今ひとつで、癌細胞と周囲間質の変化、両方に気を配るべきだろう。

癌細胞だけを見ようとするのではなく、癌がもたらすテクスチャの変化を診ようとすること。これはミクロ診断の真髄だと思われる。鋭く素早い診断を行うための秘訣でもある。

路傍の花

✿――テクスチャの診断がまだ身についていない、経験年数の浅い病理医は、4型胃癌の診断が苦痛で仕方がないだろう。病理診断が単なる組織形態絵合わせゲーム、特に上皮が作る腺管の形状や細胞核だけを見て、癌か、癌でないかを判定している作業であるうちは、進行した低分化腺癌のマッピングがとてもストレスフルである。分布が不規則で、広範で、多彩で、細胞異型の判定が難しいからだ。

✿――ちなみに同じ低分化腺癌と言っても、深達度が浅くてMやSM浅層に留まっている場合は、印環細胞癌の表現型で見られることが多く、特徴的な組織像からあまり診断に迷うことはない。しかし、SM深部以深に浸潤するとしばしば胞体が小さくなって、初学者には形質細胞やマクロファージなどと見分けが付きにくくなる。リンパ節転移を探すのも大変だ。

✿――アトラスをいくら眺めたところで、「典型的な強拡大像」は手に入れども、病変の部位ごとにheterogeneousな形態を示す低分化腺癌の形態バリエーションはなかなか掴みづらい。

✿――浸潤部で小型化する癌細胞を見ることにうんざりしてきて、全プレパラートにCytokeratin免疫染色[39]を施行したくなる。しかし、指導医たちはHE染色だけでズバズバとマッピングをしていく。免疫染色

37）病理と臨床 32: 10-16, 2014 がわかりやすいと思う

38）粘膜内の高分化型管状腺癌はまず線維化を伴わないが、低分化腺癌・印環細胞癌・横ばい型のtub2癌ではうっすらと線維化を生じることがある。これらはつまり粘膜固有層内浸潤を来たすタイプの癌であり、粘膜内でも周囲に独自の間質を誘導することで生き延びようとしているのだろう。この「うっすらとした線維化」を読むと粘膜内癌の見落としも少しだけ減る。ただいつもいつも線維化してくるわけではないので注意は必要である

39）上皮細胞を染め上げるので、間質に癌が紛れているとわかりやすくなる

ひとつにも金がかかるわけで、初学者がラクをするためだけに免疫染色を使いたいと言い出せるはずもなく、悶々としながら同じプレパラートを強拡大で延々と見続けることになる……。

✿——どうして指導医はあんなに早く診断できるのだろう？　細胞異型をチェックするのが異常に早いのだろうか？　というか、本当にきちんとプレパラート全てを見ているのか？　下っ端にマッピングを任せて、自分は適当にしかプレパラートを見ないでラクをしていたりはしないか？　などと疑念を持つヒマもなく、自分が見逃した漿膜側の小さな癌胞巣を「ここにも癌あったよ」などと指摘されて顔を真っ赤にして下を向く……。

✿——こういった修業時代での「あるある」を、病理医が一人育つたびにくり返すのはどうなのか。通過儀礼と言ってしまえばそれまでだ。しかし、できれば論理的に解説しておきたいなあと長年思っていた。

本書で時折私がもらす魂の悲鳴に「頭脳で生き延びるはずの私たちが、どうして経験則でメシを食うんだよ！」というのがある。おそらく皆さんもお気付きだろう。なぜ経験が必要なのか。それは「テクスチャによる診断が言語化しづらく、実地の経験で目と脳に覚えさせたほうが簡単だから」であるが、これだけ長文を書き連ねるとさすがに半分くらいは言語化することができる。

✿——「漿膜下組織のピンク色」について補足。漿膜の近傍に癌が存在し、マクロではあきらかに漿膜面から白色に透見されていたケースであっても、顕微鏡で**癌細胞が漿膜に隣接していなければ SE とは診断せず SS と判定する。**このとき、癌の周囲には desmoplastic reaction に伴う線維化があるが、この線維が漿膜に接していれば、**マクロでは**漿膜側が白く透見できるし、癌が漿膜まで達しているだろうと判断したくなるだろう。事実、**外科医はこれを SE だと読む。**

がん微小環境である間質の線維化が漿膜に達していれば「それはもう癌が漿膜に達しているのといっしょだよな」とアブダクションするのが外科医。「いや、癌細胞そのものが直接漿膜に達しているかどうかだけ判定するのが正確だよ」と言うのが病理医だ。

どちらが仮説として妥当に聞こえるかというと……ぶっちゃけ外科医のほうが筋が通っているように感じる人も多いだろう。私もずっとそう思っていた。ただ、例えば大腸癌では漿膜下組織がピンク色になるSS例がやたらと多い割にあまり腹膜播種が多くないのはなぜだろうとか、胃癌ではしょっちゅう腹膜播種を来たすのは分化度が低いからなのだろうかとか、実際に腹膜播種を来たしている例で**「癌が漿膜を突き破って、漿膜の外側で線維化を来しながら腫瘍胞巣を形成している場面そのもの」を見た記憶があまりない**とか、細かい違和感はずっとあった。

腹膜癌症（腹腔内に癌が大量に播種を来した状態）についての海老原らの考察[40]を読むと、癌が漿膜下組織で線維化を伴いながら増殖することだけが播種の機転ではないのかもな、という別の仮説が思い浮かぶ。特に同文献の図14、「漿膜癌症の最も初期と考えられる所見」で提示されている、横隔膜表面付近のリンパ槽（sistern-stoma complex）内に癌細胞が存在する像は示唆的で、**腹膜播種の一部は経リンパ管的に生じているのではないか**、という全く別のアブダクションが頭をよぎる。となると、癌周囲の線維化が漿膜に接したところで播種リスクにはさほど関係せず、癌細胞が（リンパ管を通るなどして）直接漿膜に接し、あるいはそれを超えるシーンのほうがよっぽど大事だという病理医の理屈ががぜん真実味をおびてくる[41]。

✿——これと同様の思考回路で、**アスベスト吸入者における胸膜プラークがなぜ臓側胸膜ではなく壁側胸膜に生じるのか**[42]を考察した岡の寄稿も興味深い。

✿——というか、種明かしをすると、私はそもそも岡先生の論説を先に読み、興味深くも古い文献があると知って慌てて検査室の書棚を探した

40)「漿膜癌症の病理」『体腔液細胞診アトラス』（海老原善郎・亀井敏昭 監修、篠原出版新社、pp.65-81、2002）

41) どちらが筋が通っているかよりも、「ある決めごと」に基づいて予後を調査したらきちんとカプランマイヤー曲線に差が出たというエビデンスのほうが重要なのは重々わかった上で、本書をここまで読んできた人向けにアブダクションの話をしているのである

42) 岡輝明．漿膜の構造と中皮細胞の不思議．病理と臨床 37: 1120-1125, 2019

ら2005年の教科書が偶然刺さっていて、それを読んで「あっそういう仮説があるのか！」と知ってはじめてSS/SEの話が腑に落ちるようになった。EBMの時代、文献は新しければ新しいほどよく、英文以外は役に立たず、研究デザインはメタアナリシスが一番上質だ、と言わんばかりの世界で毎日暮らしているけれども、アブダクション（仮説形成法）を使いこなそうと思うと、ときに情感いっぱいに書かれた古めの日本語文献の中に輝くような文章が見いだせることもある。

実走

テクスチャを用いた診断で、初学者の何倍も早く病変のマッピングができるようになっても安心はできない。今度は別の警戒シグナルが点灯する。

⑥4型の胃癌を経験と手癖で診断するときに見逃しがちな癌の分布パターン

とでも言おうか。

「失敗の予測」を自分の経験に応じて逐一**積み重ねて**いく。『しくじり先生 俺みたいになるな！！』というテレビ番組があるが、病理診断とは本当に、あちこちに落とし穴があって、ちょっと慣れてきたな、見られるようになったなと偉そうな顔をしていると、すぐに所見を見落とすことになるので、しくじりを先読みして潰していくくらいの姿勢でいるべきだと思う。

例えば、手癖でSSと診断を書いて、報告書を送信する直前にふと気になって手術レポートを読んだところ、術中、胃癌はあきらかに横行結腸間膜に浸潤していて、横行結腸間膜を合併切除されていたというケース。すなわち、SS（漿膜下組織浸潤）ではなくて、SI（漿膜を超えて他臓器に浸潤、この場合は腸間膜浸潤）だったということだ。臨床医からすると「おいおい、そこ間違えないでくれよ」と思うところだが、プレパラートだけ見ていると消化管外の別の脂肪織に癌が浸潤していることは非常にわかりづらく、ちょっと診断に慣れた頃に起こりがちなミスなのである。SS と SI（腸間膜）ではまるで話が違うというのに。

そもそもマクロの時点で胃外の組織に対する浸潤に気付かないことが問題なのだが、合併切除された腸間膜脂肪織がごくわずかで、「芋掘り」によって脂肪織の形状が変わっていて、かつ、外科医の立ち会いがなくて手術記録の記載がわかりにくいというような不運が重なると意外と見逃す。

また、胃と胆嚢と脾臓を同時に摘出したケースで、胆嚢や脾臓に関する所見の記載を忘れてしまうという堂々としたミスもやりがちである。主病変である胃癌については、規約事項のひな形を埋めるので書き漏らしようがないが、同時に切除される臓器が毎回あるわけではないから「手癖」でカバーできないし、胃癌の取扱い規約を網羅したレポートはそもそも長文なので、**入力画面の風景的にはしっかり書けたような気になってしまい、**うっかり第二臓器、第三臓器の診断をまるまる書き漏らす。

「術後に化学療法をするので、HER2 の免疫染色もやってください」とあとからかかってきた電話をメモし忘れて、免疫染色のオーダーをせずに報告書を出してしまう。

「背景の胃粘膜が萎縮しておらず、ピロリ菌陰性胃癌だと考えています。念のため、背景胃粘膜についても評価してください」の一文を見逃して、病変部しか評価せずに報告書を出してしまう。

こういったケースはいずれも言ってみれば「うっかりミス」である。野戦病院スタイルで次から次へと診断をするようになり、自らの反射的な動きに依存し始めると、こういったうっかりの芽が次々と現れ始める。複数の病理医がチェックに入っていれば大丈夫というものでもなく、病理医が見逃しがちなシステムに手を入れないと是正できない。標本に対してロングショットとクローズアップをくり返すだけではなく、診断する対象としての自分自身をも俯瞰して「こういうミスをしがちだよな」的なポイントをどんどん網羅して先に潰していかないと、書類仕事でいつかやらかす。

路傍の花

✿――臨床医とのコミュニケーションを頻繁に取っているタイプの病理医のもとには、誤字ひとつでもすぐに電話がかかってくる[43)]。これを「誤字くらいでカリカリしてんじゃねぇよ」とボヤくのではなく、「ああ、俺って結構うっかりしてるな。日本語を整える作業にも穴があるんだなあ」と気を引き締めるきっかけにするくらいでちょうどいい気がする。

43）例：「adenocarcinoma が adenocarconoma になってましたよｗ」など。イラッとする。入力支援システムのスペルチェックをオフにしているとやりがち

2 生検検体の診断

実走

手術検体の診断と比べて、生検診断にはいくつかの際だった特徴があり、個人的にはより難易度が高いと感じる。

病理専門医を目指す専攻医（いわゆる病理の研修医）が、研修の初期に見始めるのは、大腸癌をはじめとするプレパラート枚数が少なめの手術検体であるという話はすでにした。生検を見るとしてもせいぜい少量の、指導医によって選別された生検からスタートするだろう。始めからいきなりルーティン量の生検を毎日見させられることはまずない。

おそらく私以外の病理専門医・研修指導医たちも、生検特有の難しさをわかっていて、いきなり初学者にフルコンタクトで生検と向き合えとはさすがに言わないと思う。

生検ではプレパラート上に観察できる検体の量が少ない。病変が採取されていないこともある。必死で見ているものが病態の本質を反映しているとは限らない。採取された部位だけを、小窓をのぞきこむように見るということ。

例えば、肝臓に針を刺して肝炎の進行度などを判断する針生検で得られる組織量は、肝臓の全体積の**約 60,000 分の 1 程度**だという。伝え聞いた話であり文献は見つからなかったが、まあだいたいそんなもんだろう。たったそれだけの量でいったい何がわかるのか、と問い詰めたくもなるが、味噌汁の味見をするが如く、投票後の出口調査をするが如く、一部から全部を予想することは不可能ではないし、実際そうやって施行された生検が臨床判断の一助になっているわけで、責任が重い。

量の問題はどんな生検においてもつきまとう。ここで病理医が用いることができる武器に、**深切り（連続）切片〔deeper（serial）section〕の作成**がある。強力だ。

路傍の花

✿――私は消化管病理診断において、5～10回に1回はdeeper cut標本を参照してレポートを書いている。それくらい威力がある。それくらいしないと怖くて書けない。小指の爪の切りカスよりまだ小さな検体の中に、数腺管、場合によっては1腺管分しか含まれない異常な腺管・異常な上皮を、HE染色1枚で良悪判定するということにそもそも無理がある。たまーに、他院で癌と診断されたプレパラートを取り寄せることがあって、自分でもそれを見て確かに癌だと確認するわけだが、このとき、オリジナルのプレパラート内に含まれる癌の量が少ないと「よくこれで確定診断出したなあ、勇気あるなあ、すごいなあ」と感動すらしてしまう。みんなもっとdeeper cutすればいいのに。

実走

病変量が少なかったら必ずdeeper！　また、臨床医が癌を強く疑っているのに、標本内に一切癌が見つからないというときも迷わずdeeper cutをオーダーする。このひと手間を怠るとろくな目に遭わない。

消化管に限らずさまざまな場面でdeeper cutを用いる。肺生検や膵管生検など、患者に結構な苦痛を与えて行うタイプの生検で、臨床医はあきらかに癌を疑っているのだが、採れた検体量は少量で、それも血液ばかりで、上皮細胞がほとんど含まれていない……といったケース。そこですぐにno malignancy[44]と書く前に、ちょっと立ち止まってdeeper cutをオーダーする。そうすることで切り直した切片の中に微量の異型上皮が出てくるかもしれない。

過敏性肺臓炎疑いの肺生検でgranulomaを探すためにdeeper。

Crohn病の臨床診断でgranulomaを探すときにもとことんdeeper。

迅速組織診で胆管断端の上皮が微妙に剥がれているときも必ずdeeper serial sectionを作ってもらう。

路傍の花

✿――針生検の細長い検体はdeeper cutにはあまり向かない。面出しの度にだいぶロスしてしまう。だから肝生検とか乳腺生検などでは使いづらい手技ではある。でも、使うときは使う。これらに比べると、消化管生検などの粒状の検体は、deeper serial cutは比較的気軽にオーダーしやすい。

✿――deeper serial sectionは、**私の場合は一度に連続切片15枚でオーダーする。**5切片ずつセットで1つのプレパラートに載せてもらえば、追加のガラスは計3枚で済む。これだけ切るとだいぶ細胞像が変わる。

1切片ごとの切片の厚さが4μmだから、**15連続で切れば少なくとも60μmはZ軸方向に移動することができる。**この60μmはかなりでかい。そもそも切り直し開始時に面出しの段階で結構ずれる。体感としては初回の生検と切り直し生検の1枚目とが100μmくらいずれているイメージ。すなわち、deeper cutをオーダーするというのは、100μmほど奥から160μmほど奥までを疑似立体視するということだ。

✿――HE染色は（papanicolaou染色と違って）平面的な観察しかできない。病理診断は断層診断であり、二次元診断である。しかし、XY軸方向しか評価できないものを、deeper serial section作成によって、Z軸方向に数十μmほど拡張することができる。いかに三次元に近付けるかが生検診断のクオリティに関わるように思っている。

44）これをno evidence of malignancyと書いてみたり、あるいはさらにねちっこく、no evidence of overt malignancyと書いてみたり、さまざまなスタイルがある。英語をこねくり回すのもほどほどにしておいたほうがいい、と思うこともある。もちろんケースバイケース。要はニュアンスの問題だ

✿——deeper serial section 使用のピットフォールとして、面出しにやっきになってしまうあまり、いざ癌の診断がついたあとにもう遺伝子検索を行うだけの標本が残っていない、というパターンが挙げられる。しかし、**そもそも癌と確定できなかった検体は遺伝子検索にも回せない**のだから、癌と確定するまでの段階では躊躇せずにパラフィンブロックを削る。まあ、まれに、deeper serial section の5枚目から12枚目にだけ癌細胞があり、13枚目からは再び消失してしまったというケースもあるのだけれど、そんな微量な腫瘍に遺伝子検索を試みようということ自体が乱暴なのだ。

実走

量の問題だけではなく、採取部位による制限もある。例えば消化管癌において、固有筋層以深に浸潤する癌の深達度を生検だけで判断することはできない[45]。

「そんなの当たり前だろ」と鼻で笑われるかもしれない。けれども結構大切な考え方である。さまざまなアレンジが可能。

固有筋層や漿膜下組織に変化が強いタイプの好酸球性胃腸炎の症例で、粘膜を生検しても情報はほとんど得られない。「粘膜内に好酸球がないからと言って、好酸球性胃腸炎を否定することはできない」。このことは病理医がきちんと認識して、臨床医と情報共有しておかなければならない。クラミジア腸炎[46]や、エルシニア腸炎[47]なども、粘膜からの生検で確定できることはまずない。

超マニアックだが、**病変の本態が漿膜炎である**家族性地中海熱の症例で、消化管粘膜内にやや強い炎症がみられたために[48]、潰瘍性大腸炎を示唆するかのような病理レポートを書きたくなることがある。「通常の感染の他、炎症性腸疾患（inflammatory bowel disease：IBD）も否定できません」など。

悪気のない誠実なレポートだ。しかし、**病理診断は臨床医をぐらつかせる力が強い**。彼らにひとたび「あれ？　潰瘍性大腸炎なのかな？」と思わせてしまうと、そこから診療は少しずつ横にずれていく。臨床診断がついていないケースなどでは本当に注意しなければいけない。

生検というのは「採った場所のこと」しか教えてくれない。

以上のような生検の limitation がきちんと情報共有されていると、臨床医は、生検が全てを見ることができないということを**承知した上で**生検をオーダーするようになる。「生検はあくまで部分像。全貌がわかるのは手術検体だよね」と。

ところで病理医からすると、「いずれ手術検体として出てきた同じ癌を見たときに、分化度が生検のときとまるで違ったらちょっと恥ずかしい……」的な、謎のプレッシャーを感じるものだ。

私だけか？

いや、そこそこの人数の病理医とこれまで話をしてきたが、「わかっちゃいるんだけどさ、生検で高分化型腺癌だった人が手術で低分化主体の癌だと、なんだか申し訳ない気分にはなるよね、しょうがないんだけどさ」みたいなことを言う人にいっぱいお目にかかった。不可抗力だが納得しているわけではない。頭で理解してはいるが、心が納得しているわけではない。

生検では何かを言い切ることが難しいというストレス。

「言い切れない苦々しさ」と、「何か言わないと前に進まない」という圧迫感。生検に限らずあらゆる臨床検査にまとわりついている、本質的なジ

45）粘膜生検の検体内に desmoplastic reaction を確認することで、粘膜下層以深への浸潤を疑うことは可能であるが、それより深い部分にどれだけしみ込んでいるかまではさすがにわからない

46）リンパ濾胞を形成するが、粘膜よりもう少し深い部分に病変が存在することが多い

47）腸間膜リンパ節の腫大が前景に来る場合がある

48）なぜ一部の家族性地中海熱症例で粘膜内に炎症が出てくるのか、正直よくわからない。報告をいくつか辿ってみたけれど納得いく仮説（アブダクション）までは得られなかった

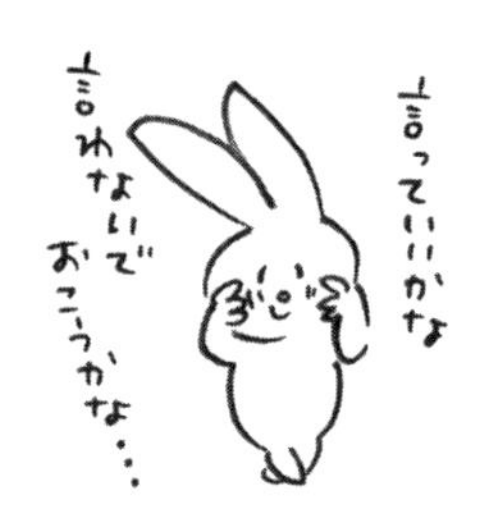

レンマかもしれない。

言い切れない辛さを味わう一方、「生検でどこまで言うか」にもさまざまな問題……というか哲学が潜んでいる。「言い過ぎたくなる辛さ」とでも言おうか。

理想を言えば、「生検を診る限り高分化型管状腺癌です。ただ、このパターンをとる高分化型の癌は、どこかで分化度が下がって低分化になっている場合があるので、できれば内視鏡を見てもう少し考えてほしいんですよ」くらいのことを生検診断のレポートに書いてみたいなあと、常日頃から思っている。

わかっている、見てもいないもののことを書いてはだめだ。根拠の乏しい空想の類いを医療的公文書に書いてはいけない。けれども、**根拠さえあれば臨床医は病理医の話を聞いてくれる**。

「一部で高分化型だった癌が一部で分化度低下を示すときのゲシュタルト」みたいなものが、**文献ベース**[49] **できちんと言語化できていれば**……。

空想は仮説に変わり、仮説には帰納的に検証する価値が生まれ、それはすなわち**科学的言質**になる。

ところで「胃生検で採れた範囲では高分化型だけど、近くに低分化型もありそうだなあ」と組織所見を見て感じたならば、そこでためらわずに電子カルテを開き、NBI拡大内視鏡像を見る。「採取部位は確かに高分化っぽいwhite zoneの形状をしているけれど、他の視野だと低分化っぽい像も混ざっている」ということを自分の目で確認してみたい。同じように、乳腺でも、肝臓でも、肺でも、生検を見てレポートに書くほどではないが、あれっと思うことがあれば、その時点でCTやMRI、超音波を見よう。

もちろん、内視鏡医や放射線科医ほど細かくは読めない。しかしわからなければ、**それとなく臨床医に電話して相談してみれば済む**。内視鏡所見を見たからといってそれをただちに**病理診断報告書に反映するわけではない**が、「この高分化型腺癌は、採取範囲に低分化な成分を合併しているんじゃないかな」と感じた印象に、ある種の答えを与えてきちんと脳を回転させたい。これをくり返すことは「ゲシュタルトを察知する目と脳」を鍛える役に立つように思う。

路傍の花

✿——生検を採る臨床医のほうも「採る場所を変えたら低分化腺癌が検出されるかもしれない」くらいのことは考えている。彼らは「生検の制限」をわかった上で、あえて「まずは病変の中で最も多そうな高分化型成分の部分をきちんと生検で証明し、内視鏡治療に進みたい」と考えているかもしれない。

彼らの意図を汲み、心の声を理解した上で書けるものを書き、書きすぎないようにし、でも、医者として見えるものは全て見ておこうと研鑽をする。そうすることで、**病理診断に医師免許を必要とする意味**が少しだけ増幅するのではないか、という気がする。

あまりこういうことを書いていると、「病理医は細胞を見られるだけでも十分だ。余計なことをするな派」の人に怒られるかもしれない。この「派」は実在する。

実走

「生検は採取部位しか評価できない」ということの続き。

がんの遺伝子変異を検索するにあたって問題が生じることがある。

がん病変全体に共通するようなドライバー変異（例えば肺癌の *EGFR* mutation や大腸癌の RAS/BRAF 変異の有無など）は、病変の一部をつまんだ生検でも検索可能なことがある。けれども、乳癌や胃癌における HER2

49）例えばこの例でいうなら、「胃癌の亜分類と形式発現分類の意義」（松原亜季子, 他. 病理と臨床 28: 596-605, 2010）。ただこれだけだと難しいかもしれない。低分化する、ということまでは書いてあるが、どういうときに疑う、とまでは書いていない。もうちょっと文献を積み重ねる必要がある

の細胞膜発現程度、あるいはAFPなど一部のタンパクの細胞質内発現の様子は、**同じ病変であっても場所ごとにムラがある**ため、生検検体に免疫染色をして染まらなかったからと言って、真に陰性と判断することはできない（その場所では陰性、としか言えない）。限られた小窓を覗いているに過ぎない生検ならではの悩みである。

そして、スピード！
生検診断には手術検体以上に速さが求められる。

何度も引き合いに出すけれども「病理医は全てを知っているが遅すぎる」と未だに言っている人間はバカなのかな[50)]と思う。そもそも生検診断とは、「それ以降の診療方針を決定する」という大きな目的を背負ってなされる。

生検でがんと診断されれば手術。
生検で腺癌と診断されれば遺伝子検索を行って化学療法。
生検で潰瘍性大腸炎に矛盾がないと判断されれば医療費助成の申請。
Burkitt lymphomaを疑う場合には血液内科医が検体を持って直接病理検査室のドアを開けて入ってくるし、細胞診でもなんでも使えるものは全て使って、組織型診断までのスピードを1分でも速くしたいと願う。生検が1日遅れたら化学療法が遅れるのだ。
生検は本質的に急ぐ。
手術検体ならばチンタラ見てもいいというわけではないが、生検に比べると、退院や次の外来受診まで、という刻限の猶予がある。
専攻医（研修医）は、手術検体のプレパラートを見て診断して下書きし、その後指導医にチェックを受ける。このとき、マッピングやリンパ節評価に時間がかかり、1日以上デスクにプレパラートを抱えていることもある。が、まあ、手術検体ならばそれも許されるケースが多いが、デスクに「下書き中の生検プレパラート」が1日以上載っていることはない。それは許されない。

路傍の花

✿――よく、忙しい病理医であることを表すサインとして、「マッペが積み上がっている」と言うことがある。机の上に「生検のマッペ」が1日以上積み上がっているというのは、追加の免疫染色をオーダーしているとか、診断が難しくて複数の人間の意見を聞いている最中であるといった例外を除いて、**そうそうあってはいけないこと**である。積み上がるほど大量の標本がやってきたとしても、必ずその日のうちに目を通し、できるだけ早く診断を終える、**それも正確に。**

どうしても時間がかかると思われるケースについては全例電子カルテを確認して、臨床医が次の手を打つまでにどれだけ時間の猶予があるのかを確認する。ときには主治医に電話をして、「なぜこの生検診断に時間がかかるのか、どれくらいで答えが出せそうなのか」を伝えておく。

✿――「病理診断は確定診断なのだから、多少時間がかかることはやむを得ない派」**などというものはない。**Clinical sequence は全て**積み重ね**だ。病理診断で the end ではなく、病理診断が次の積み重ねの土台になる。生検が1日遅れれば臨床全てが1日遅れる。生検を要する診療においては病理医が律速段階になり得る。病理診断に多少時間がかかっていることは、患者にダイレクトに影響する。やむを得ないで済ませてはいけない。**せめて断腸の思いでいてほしい。**ER ドクターが「次々と患者が運ばれてくるから救命されるべき患者が山積みだよ(笑)」などとは決して言わないだろう。それと同じだ。

✿――生検に比べると時間に猶予がありがちで、切り出しの手間が大きくいろいろと時間のかかりがちな手術検体は、生検ほど猛烈に最優先で診断されない傾向にある。ただ、**得てして手術検体というものは、余裕があるなと油断した日に限って大量に標本ができあがる**ので、早め早めに診断を進めておくに越したことはない。

50）言い過ぎ

✿——人員を増やしてほしくても病理医が少ないためにどうしても人が増やせない地方病院などでは、全体的に病理医の仕事がオーバーワークになっていて、365日体勢でブラックに働き続けても診断が終わらない「限界」を迎えていることもある。不思議なことにこの「限界」、数年続けばいろいろ破綻しそうなのに、なぜかプラトーのままで20年くらい続くことがザラである。そういう病院は、病理医の給料を上げて都市からエースを引き抜くくらいのことをすればいいのだが、そういうケースはまず見ない。病理なんぞに金かけてられるか、という経営方針だから、限界のままで引っ張るのだろう。

✿——**積み上がる生検マッペは、待合室に患者を待たせているイメージ。手術検体マッペの数は受け持ちの入院患者数**だ。これらを放っておける病理医というのは、おそらく「医者ではない」のだと思う。

実走

そろそろ、生検標本を顕微鏡で拡大観察しよう。

ここまで本書では、どちらかというとマクロ寄りの話ばかりを書いてきた。臨床診断からsequentialに行われる病理診断は、**ルーペから強拡大まで順に拡大を上げていったほうが直感的に所見を理解しやすい**。臨床医が身近に感じるのも、やはりマクロ寄りの話だ。

しかし、病理医のアイデンティティはおそらくミクロ、そしてゲノム側にある。本書のような書物を手に取るくらい偏った人であれば、マクロから遠く離れてかすんでしまうくらいの「臨床医からは見えないミクロの部分」にも興味があるだろう。

ミクロのことを書こう。

最弱拡大で生検検体を見た瞬間にゲシュタルトを見切り、あり得る鑑別診断、陥りがちなピットフォールを、言語化する・しないにかかわらず脳内に浮かべておくというのは、ほとんどの病理診断医が意識下に・無意識に行っている最低限の技術である。このことは何度か書いてきたがさらに詳しく述べる。

がんの手術検体において、勘所は「浸潤」にある。浸潤すれば desmoplastic reaction が起こり、癌だけではなく「癌＋周囲間質（がん微小環境）」がセットになって示現する。顕微鏡診断の際には、癌細胞だけではなく間質と合わせたテクスチャを読むことが重要であり、これは弱拡大の時点でかなり読める。テクスチャの違いにピンと来ればマッピングできる。

では、生検診断はどうか。消化管の粘膜生検や膵管生検、胆管生検、あるいは乳癌の乳管内癌の評価など、**粘膜内**にある癌細胞を評価する場合は、手術検体のときに行うようなテクスチャ評価だけでは不十分だ。

粘膜にあってまだ浸潤する前の癌細胞は、間質誘導をあまり伴わないため、弱拡大で一見してわかるような色ムラや模様ムラだけでは癌と非癌を見分けづらい。

テクスチャ診断が全く通用しないわけではない。「消化管内視鏡医ルート」で少し書いたように、細胞密度や細胞質の色調に明らかな変化が出るタイプの癌ならば、たとえ粘膜内癌であってもゲシュタルトだけで癌と気付けるが、毎回通用するわけではない。

だからこそ、私たちは顕微鏡の拡大倍率を上げるのだ。

いよいよ拡大しなければいけないときがきた[51]。

拡大して何を見るか。

今度はテクスチャではない。細胞の**アーキテクチャ**を読む。

浸潤する手前の段階にある腫瘍細胞は、間質誘導を伴わず、テクスチャの違いが見づらく、そもそも「浸潤」（癌の最も特徴的な所見）が得られないという厳しい条件だ。

この段階で、癌と診断するためにはどうしたらよいか？

51）まあどんな診断でも強拡大を完全に省略するということはあり得ないのだが、それはそれとして、生検診断では強拡大の重要性が手術検体よりも一段強い、ということである

歴史的にアブダクションがくり返され、その一部が無事、帰納的検証を乗り越えた。
「浸潤の現場を直接見なくても、病変が**深部では浸潤しているだろう**、あるいは**将来浸潤するだろう**と見抜くことができる所見」。これこそがアーキテクチャの異常[52]、すなわち**「構造異型」、「細胞異型」、「核異型」**である。

現代の（腫瘍）病理学では、以下の3つが重視される。

①**構造異型**：細胞が織りなす高次構造の異常
②**細胞異型**：細胞に対する核の位置、極性、軸性、核と細胞質の面積比の異常
③**核異型**：核のサイズや形状の異常、クロマチン量の異常、核小体の異常

特に核異型は現時点では顕微鏡の強拡大を用いなければ詳細な観察ができない、私たちの強力なオリジナル武器だ。

ついに出た！　異型。異型度。異型性。
病理医が好んで使うキーワード。
ここまで実に13万字以上を費やしてようやく本書は異型という言葉の解説にたどり着いた。仮にも病理学の教科書を名乗るなら、序盤に詳述してもいいくらいの言葉である。有名な教科書である『胃癌の構造』（第3版、中村恭一著、医学書院、2005）においては序盤も序盤、36ページ目において[53]「異型性」という言葉が語られる。以下に引用しよう。

> 腫瘍の良性悪性の振り分けは、組織学的に異型 atypia という所見を用いて診断している。この異型の概念あるいは性質を無視しては、実際において良性悪性の組織診断をすることはできず、良性悪性を論ずることもできない。腫瘍病理組織学の根底に横たわる

礎となることであるからである。異型とは、"細胞・構造水準における正常細胞・組織からの形態的かけ離れ morphological departure from the normal tissue at the cellular and histological levels" である。すなわち、対象となる組織が正常の細胞・組織と比べて細胞・組織構造水準で乱れている、あるいは不規則でいるということである。

さすがに歴史に残る名著だけあって、記載が堂々としており頭が下がる。ただ、あまりに繊細に「異型（性）」という言葉を表現しているためか、かえって茫漠とした印象を受けることは否めない。こんな**あいまいな基準**を患者の未来予測に用いられるものなのだろうか、と呆然としてしまう部分がある。

読んでいるとこのような疑問が浮かぶ[54]。

「乱れている」とはどれくらい乱れているのか？
どれほど乱れたら「乱れている」と判断してよいのか？
「不規則でいる」というのはどの程度規則性を失っているのか？
どれだけ不規則なら癌と診断してよいのか？

かけ離れ（departure）[55] というだけあって、異型とは「度合い」で表されるものだ。中村先生の言に従って解釈を進めると、「腫瘍細胞は異型を有する」という表現が不適切であることに気付く。**異型とはあるなしで判**

52）私がここでいうアーキテクチャがいわゆる「組織形態」である。顕微鏡を見て判断する形。これに対し、テクスチャという言葉は、いわゆる質感というか色味のムラというか肌触り的な何かというか、見てはいるんだけれども言語化しづらいほうの感覚的な部分を表現するために用いている

53）本文だけでも 424 ページある。大著

54）もっともその疑問に対してもすぐに考察を深めるから歴史的名著なのであるが、ここでは省略

55）どうでもいいけど原文は distance とか far apart とかではなく departure なんだなあと思って、「へえ……」となっている。出発点が正常組織にあるというニュアンスなのか。離脱、背反という意味もあるようだ

断できるようなゼロイチの尺度ではない。正常と比べてかけ離れが強い、弱い、と判断されるべきものだ。「離れ」の文字通り、距離を測るように、異型は測られなければいけない。

異型が強ければ（high grade atypia であれば）、悪性であると言いやすい。
異型が弱ければ（low grade atypia であれば）、悪性であるとは決めがたい。
異型度・異型性を判断する上で、良悪のグレーゾーンとでも呼ぶべき境界部分には常に頭を悩ませることになる[56]。

かけ離れは度合い。いっぱい離れていれば**誰もが**癌だという。かけ離れが少なければ**人によって**癌と判断する人と癌ではないと考える人に分かれる（グレーゾーン）。
「誰もが」、「人によって」。ここに至って、異型の判定とは本質的に**説得力の問題**だということに思い至る。
病理医が他人に説明してわかってもらえるくらい、あきらかに正常からかけ離れた状態を「高度の異型性がある」と言う。
他人に説明できない程度の微細なかけ離れについては議論が尽きない。異型性が弱い所見ではコンセンサスが得られない。
コンセンサスのない所見を有する症例を多数集めて統計的に処理することは困難だ。そして帰納的推察を積み重ねることができない。だから、アブダクションが仮説で止まってしまって、科学的知見としては使用できなくなる。

病理所見というのは、言語化できるかどうか、他人を説得できるかどうか、他人と「目を合わせられるか」どうかが、極めて大切だ。

癌に見られる組織所見について考える。浸潤部は誰にとっても一目瞭然である。浸潤の有無は、診断者ごとの判断のブレが比較的少ない[57]。既存の構造を破壊し、秩序を大きく乱すからだろう。したがって、浸潤は癌のサインとして最も汎的に用いられる。これに対し、「浸潤する前の癌」をどう判断するかについては、洋の東西を超えて証明することが難しく、世界的なコンセンサスまでは得られないことが多い[58]。

浸潤所見に次ぐ「癌のサイン」が、核異型、細胞異型、構造異型。すなわち強拡大〜中拡大で得られる各種のアーキテクチャ系細胞所見である。病理医以外の医者が顕微鏡以外のモダリティで観察することは難しく[59]、病理医の間でコンセンサスがとれたものが形態学的所見として用いられる。くり返しになるが、他人と目合わせできないような、**その人だけが感じ取った「かけ離れ」では科学を名乗れない。**

病理医は異型があるかどうかを言語化しながら考える必要がある。

①構造異型

本来腺管を作ることで機能を果たすべき腺上皮細胞[60]が、腫瘍である場合には通常の腺管ではあり得ない構造、例えば篩状の cribriform pattern や、血管性間質を伴わずに内腔方向に微小乳頭状に発育する micropapillary pattern、充実増殖して管腔が見えづらくなる solid pattern、あるいはひたすら一方向に手をつないで平行に増殖する trabecular pattern などをとる。

これらはいずれもパターン名がついた「構造異型」である。観察者間で

56）もちろんこの話も『胃癌の構造』の中では濃密に語られる

57）「微小浸潤」だと話は別だ。食道癌の LPM 浸潤とか、子宮体癌の微小浸潤とか。でも、これは程度問題であろう

58）消化管病理においては、日本で粘膜内癌と診断されているものが欧米ではしばしば dysplasia という診断に留められるケースが多々ある。日本人の病理医が中心となって、粘膜内癌という概念を浸透させようとしてきたが、WHO 分類に記載はあるものの、いまだに英文論文などでは査読の際に intramucosal carcinoma の表記に抵抗感を示されることがある

59）超拡大内視鏡という荒技もあるが

60）これは「分化」ということである。細胞は生体内でただ増えるのではなく、分化をし、高次構造を作り上げることで機能を果たす。分泌や吸収に最適化した形状が腺管（試験管の形）であるならば、それを逸脱した状態は「細胞としての制御がうまくいっていない」と解釈できる。解釈はアブダクション。そして帰納的検証によってこのアブダクションはわりと使えるぞとわかって、病理組織形態学が発展してきた

の認識差が少なく、誰にも理解しやすく、検証がしやすかったために名称が与えられたと考えられる。

「手繋ぎ・横ばい」と呼ばれる構造異型もある。あるいは、antler-like（鹿の角様）と呼ばれる構造異型もある。

名称が付いているもの全てが、あらゆる臓器のあらゆる病変に適用できるわけではないが、少なくとも名前がついているものは覚えておく価値がある。**名前がついて後世に残るくらいには、再現性があり統計学的な吟味にも耐えたのだろう**（アブダクション）。

「構造異型はなぜ生じるのか？」と考えることは楽しい。細胞同士が手を繋いでいるところを想像し、手が2本なら列を作るが、手が3本あればT字に分岐するだろうな、みたいなことを考える。ただし、これを三次元で考えなければいけないのが難しい。

細胞の側面に手がある分にはいい。しかし、管腔面 apical side や基底側 basal side に手があっては、うまく細胞同士が連帯してひとつの構造をとることができない[61]だろう（アブダクション）。

こうやって考えていくと、多くの構造異型は、cell-cell junction や cell-cell adhesion の異常であり、ひいては細胞骨格の異常とも関連するだろうことがわかる。さらには後述する細胞極性の異常とも関係すると推測できる。乱暴にまとめるならば、いわゆる**分化異常**の一側面を見ている。

他に、パターン名が与えられていない構造異型として、**腺管密度の異常や細胞密度の異常**が挙げられる。合目的な構造が機能を担うためには、必ず適切な距離感で配置されていなければいけない。したがって、腺管の配置が密過ぎるとか、細胞が近寄り過ぎているといった**配置の異常**も、一種の構造異型として考えてもよいかなと個人的には考えている。

密度の変化。これは多くの病理医たちが一番頻用している所見かもしれない。密になれば色調が変わる。色調が変わると弱拡大で直感的に捉えやすい。「あっ、おかしいな」と気付くきっかけの多くは密度の異常だろう。

よりハイレベルな構造異型として、**増殖すべき場所ではない部分で細胞が増殖している**というものがある。増殖異常でもあり、分化異常でもある。本質的には**細胞分布の異常**と解釈すべきだろう。

大腸を例に挙げる。通常、大腸陰窩（腺管）では最深部付近に細胞増殖の場があり、「増殖帯が下にある」などと表現される。ところが、癌では細胞増殖の場がランダム化し、「増殖帯が不規則になる」、あるいは「増殖帯がトレースできなくなる」。

正常の大腸では陰窩深部で細胞分裂が起こったあとは、陰窩の表層に細胞が移動していく。このとき、だんだん核が小型化してクロマチン量も減り、胞体が豊かになって、吸収上皮や杯細胞としての像が顕在化する。一方、陰窩深部では、核が類円形でクロマチンが濃縮しているが、これは別に異常ではない。増えるべき場所だから、増えるための形態を取っているにすぎない。陰窩の下から上に視線を動かすと細胞がグラデーショナルに変化する様子が見てとれる。これを**分化勾配**と呼ぶ。

この勾配は腫瘍になると乱れることがある。例えば胃の低異型度の癌では、細胞の織りなす高次構造を見ても「名前のついた異常」が見いだせないことがある。細胞ひとつひとつを見ても、異型が弱くていまいち癌と言い切れない。しかしここで分化勾配に着目すると、深部だけでなく表層部においてもやや腫大した核が認められる。すなわち**分化勾配が失われている**ために、癌だとわかる。

分化と増殖のコンビネーションが狂い、本来増えるべきではない場所で細胞が増え、本来の分化グラデーションを失った状態。レポート内では、「表層分化傾向を失っている」とか、「核分裂像が表層付近で認められる」といったように、場所と分化、場所と増殖とをセットで記載する。場所の異常があることを示すのだ。

61）こういうアブダクションをきちんと解析した論文を探すのにはとても骨がおれる。とりあえず、膵管上皮における Tight junction と細胞の接着、さらには構造の異常について足がかりとなるような論文を聞いたことがあるのでこちらを置いておく。Kojima T, et al. Tissue Barriers 1(4): e24894, 2013

②細胞異型

核が大きくなれば、相対的に細胞質が小さく感じられる。あるいは、細胞質で機能するタンパク質の合成が止まっても細胞質が小さくなる。こうして核と細胞質の比、すなわち**N/C比（nuclear/cytoplasm ratio）が上昇**する。病理医が好んで判定し記載する所見として有名だ。ただ、病理研修中の専攻医などが、判で押したようにあらゆる腫瘍細胞を「N/C比の上昇した異型細胞が〜〜」の一点張りで記載しているのを目にすると「他の所見もあるのにな」と少しモヤモヤした思いに囚われる。

「**核間距離が狭くなる**」という所見もある。これは構造異型と細胞異型の中間くらいの所見と考えたほうがいいかもしれない。細胞密度が上昇し、かつ、N/C比が上昇しているような状況では、核と核との距離が狭くなる。「**核密度の上昇**」と言うこともできよう。核密度が上がれば、ヘマトキシリンの青紫色が目立つ。

腺上皮細胞の核は機能を考えると基底側にあるべきだ。なぜなら、細胞の管腔側にはタンパク合成をはじめとする機能を集中させる必要があり、そこに核があっては邪魔だからである（アブダクション）。実際、非腫瘍性の円柱上皮細胞では核が基底側に寄っていて、これが腫瘍になると核の位置が乱れて基底膜側を離れる。このことを「**核の極性異常**」と呼ぶ。細胞の機能からすると合目的ではないので、一種の分化異常と考えるべきだろう。

また、一般的にはあまり用いられないが、高円柱状の細胞の中で核の長軸の方向がずれているとき「**核の軸性異常**」があると呼ぶ……が……ピンとこない病理医が多いだろう。この所見は検証が不十分な印象があり、多くの臓器の診断に使われるわけではない。個人的には、「**言語化し難いんだけど、なんだか癌の部分がざわついて見えるんだよなー**」みたいなとき、その部分には核腫大や核の大小不同、極性異常などとともに軸性異常が生じていることが多い……ように思う。おそらく細胞骨格の異常を見ているのではないか。論文を探してみたが茫漠としてよくわからなかった。

③核異型

「**核のサイズ**に○倍以上の大小不同がある」のように、数値で言い表すことができる異常においては観察者間の差が生じにくい。このため核腫大というのは極めて便利な評価項目だ。ただし、「何倍から異常と見なすか」のような閾値の問題が必ずつきまとう。

核のサイズに次ぐのは、**核の形状や色調（クロマチン量）**であろう。

例えば、正常の高円柱上皮細胞において核は長円形とか葉巻状と呼ばれる細長い形態をしている。細胞自体の形状が細長いから、それを邪魔しないように核も細長くなるのだろう（アブダクション）。しかし、腫瘍細胞となり増殖スピードのスイッチが壊れ、活性型クロマチン量が増加し、あるいはそもそもの染色体量が増えると、すなわち核内に存在する物質の体積が増えると（アブダクション）、核は緊満して類球形（切片上では類円形）に近づく。したがって核が丸っこくなって腫大しているならば、増殖異常が存在する可能性が高い。楕円が円に近づくというのはなんだかあいまいな表現であるけれども、形態診断においては誰もが納得しやすいらしく、「丸みをおびた腫大核」というのは診断基準として病理総論的に用いられる。

核の輪郭がおかしい、核に**切れ込み**が入っている（これも核の輪郭異常である）、**核小体が明瞭化**する、核小体の個数が増えている、といった所見もある。またクロマチンのパターンがごま塩状になるというのは神経内分泌方向に分化した細胞所見として著明であるが、これはヘテロクロマチンとユークロマチンの量比および分布に異常が出ているからなのだろう。**核膜の厚さ**が部位によって異なるのも、おそらくは核膜に付着するヘテロクロマチン分布の異常を見ているのではないかと思う。

核を 2 個以上持つ（多核化）というのもある。ただし、これは「核分裂を来たしているのに細胞が分裂していない」のだから、核異型というよりは細胞異型かもしれない。

④フロント形成

忘れてはいけないのが**フロント形成**だ。核異型ではない。細胞異型とも違う。構造異型に入るのだろうか？　「境界性の証明」という別項目を立てるべきかもしれない。

癌（上皮性の腫瘍細胞）[62]は、非腫瘍性の上皮と隣り合う際に**画然とした境界面を形成する**ことが多く、その境界部のことをフロント（＝最前線）と呼ぶ。フロント形成がなく、周囲からグラデーショナルに異型が強くなるような細胞異型はたいていの場合、炎症に伴う反応性の異型である。

フロント形成は、非腫瘍がpolyclonalであるのに対し癌がmonoclonalであるということ（monoclonarity）の証明だとか、あるいは癌が非腫瘍細胞と違う遺伝子変異をもち、表現型phenotypeががらりと変わる証左である、などの説明（アブダクション）をなされている。

ただし……癌、特に早期癌は多くの変異を有し場所ごとにムラを生じるheterogenousな病変であることが広く知られるようになった[63]。大腸におけるsessile serrated lesion（SSL）のように、非腫瘍から腫瘍への移行がわかりにくい病変も多く発見されている。このため、特に早期癌の診断においては、フロント形成だけに頼って癌の範囲を決めようと思ってもうまくいかないパターンが散見される。

路傍の花

✿——名前のついた構造異型所見については、『Quick Reference Handbook for Surgical Pathologists』（Springer、2011）のChapter 12を見るとよい。あるいは、『外科病理診断学　原理とプラクティス』（金芳堂、2018）を通読するのもいいと思う。

「英語の教科書！？　やだ！」とか、「日本語の教科書だけど通読しろって！？　やだ！」と言われがちな世の中だが、これらの本はとても読みやすく、図版が多くてあまり苦にならないと思う。貸した研修医はたいてい通読してくれる（そしてたまに返してくれない）。こういうものに一切頼らず口頭だけで所見を習った病理医は、往々にして細胞所見の表現に語彙が少ない印象を受ける。

「語彙を誇ってどうする、文学じゃねぇんだ」という反論もあろうが、くり返すけれども病理所見というのは言語化能力とセットで使うものであり、読む人を説得できなければ意味がない、というのが私の掲げる教条だ。

✿——ここまででさまざまなミクロ所見を「だんだん顕微鏡の拡大を上げるように」記載した。構造異型は弱拡大でもわかることがある。細胞異型は弱拡大よりは中拡大のほうがわかりやすい。核異型は強拡大でチェックしたほうが安全だ。フロントは中拡大から強拡大くらいがわかりやすい。何度もクローズアップとロングショットをくり返していれば、次第に弱拡大だけで全ての所見を取れるようにもなるが、それでも核異型はやはり強拡大で見たほうが安全である。

「弱拡大→強拡大」の順番は、臨床医の想像がだんだん及ばなくなる順番でもある。構造異型くらいは、臨床医であっても各種の臨床モダリティによって、ミクロを見ずに読み切れる場合がある。でも核異型のほうは、あくまで状況証拠と相関関係からしか読めないことが多いと言われる。

実走

所見を取ったらレポートを記載する。

基本的には「診断文」と「所見文」とを分けて記載することが一般的だ。まず、診断文。これにはさまざまなお作法があるが、

「診断名；臓器名，術式名」

62）前にも書いたが本書では「がん（悪性腫瘍）」と「癌（上皮性の悪性腫瘍）」の表記をかなり厳密に使い分けている

63）消化管外科医ルート p. 094〜095 参照

例：Tubular adenocarcinoma；stomach, distal gastrectomy.

であるとか、

「診断名 of the 臓器名，術式名」
例：Adenocarcinoma of the stomach, distal gastrectomy.

このように、主診断文内に臓器名と検体採取様式を併記するスタイルをよく見る。この書き方は見直す余地があると感じている。

今や電子カルテ全盛時代だ。採取臓器や術式などは、病理診断報告書の診断欄や所見欄にわざわざ記載せずとも、どこかに自動表示されていることが多い。印刷物にもひな形として反映されているケースのほうが一般的であろう。

病理医がこれらを本文にくり返し記載することに、どれだけ意味がある？　私はよくわからない。主診断文はできるだけ完結にして、読む側の目をあっちこっちに散らばらせないほうが大事なのではないか、という気持ちだ。

まあ、“古来のお作法”については、四の五の言わずに守ったほうが、みんなで仲良くやれるものだけれど。病院が長く守ってきた書式を急に変えると読むほうがびっくりすることもある。前任者の書式をコピペするくらいのことは大した手間ではないので、いろいろと精神的にカロリーを使わなくて済むように従来通り書く、という考え方も理解できる。ここで結論は出さないでおく。なお、私は10年くらい前から診断文には臓器名も術式も書かないことが多い。もちろん読み手の利便に合わせて時折アレンジしてはいるのだが。

次に、所見文。ここでも、文頭に採取臓器名であるとか、生検ならビンのフタや側面に書かれた記載をきちんと書け、などのお作法はある。まあ読む人がわかればいい。ただし、「一度書式を決めたらあまり動かさないこと」は大事かもしれない。スタイルを頻繁に変えると、あとから検索するときなどに困ったりもする。

具体的な所見について。

手術検体だと「肉眼所見」と「組織所見」を分けて記載するというやり方がある。一方、生検検体の場合は「組織所見」しかないので、所見は好き勝手に書けばいいかというと……。

完全に私見だが、組織所見も**レンズの拡大倍率をだんだん上げていくように**順番に記載するのがよいと考えている。病理医は原則的に弱拡大から強拡大に向かってみる、という流れを臨床医にも追体験してもらうのだ。

所見をどれくらい詳しく書くか？

私の場合、生検の診断においては、**所見を積み重ねて癌であることが確定した時点で所見の記載を終了する**ことが多い。

少し具体的に例を挙げる。

①胃生検：通常バージョン

> 診断名：Group 5[注1], adenocarcinoma.
> 所見文：
> 胃生検 2片：Tubular adenocarcinoma (tub1>tub2)[注2].
> 2片中1片において腺密度の上昇領域を認め、大小の不整な腺管構造や癒合管腔構造を形成する異型上皮細胞[注3]の増殖[注4]を認めます。
> もう1片は腸上皮化生を伴う萎縮胃底腺粘膜です[注5]。

注1：Group 分類は臨床医から非常に便利がられているので、私は診断文に入れる。Group は所見の最後に入れておけと習った人も多いかとは思う。

注2：所見文の冒頭では、「診断名」よりも心もち詳しめに病理診断を書く。「診断名」には大分類とでも言うべき最もベーシックな診断名を書い

ている。同じことを二度くり返してもさほど意味がないと思い、場所ごとに詳しさを変えている。

注3：構造異型の段階で癌であることが確定的なので、核異型を省略した。もちろん書いてもいいと思う。けど日常診療であまり濃厚に書きすぎるといざというときの説得力が減るのではないか。「こいつまたいっぱい書いてるよ」的に読み飛ばされるのもまずい。

注4：なんとなく腫瘍が増えるときは「増殖」、非腫瘍は「増生」と書くことが多いが、以前に誰かに聞いたら「別にそこはどうでもいいのでは？」と言われたことがある。非腫瘍でも「増殖」と書きたい局面は確かにある。

注5：これ（胃癌のときの背景粘膜評価）を書くかどうかは、完全に臨床医との関係による。背景粘膜を気にするタイプの主治医が依頼してくる場合には、癌が認められたプレパラートにおいてもできるだけ非腫瘍の部分に言及する。ただ、基本的に癌があればそれで納得してしまう臨床医も多いため、日頃はこの部分を省略することが多い。

②胃生検：核異型まで積み重ねてはじめて癌と言えるバージョン

診断名：Group 5, adenocarcinoma.

所見文：

胃生検　2片：Tubular adenocarcinoma (tub1>tub2)[注1].

2片いずれにおいても、周囲の腸上皮化生粘膜と比べてわずかに腺密度の上昇を伴う領域が見られます。明らかな構造異型は見いだせませんが、粘膜の中層付近において隣同士の腺管が不整に手を繋ぐような像が見られる[注2]他、一部では周囲の非腫瘍粘膜との間にfront形成を見ます。境界を有する病変内では周囲の非腫瘍粘膜と比べてわずかながら核の腫大傾向があり、クロマチン量も増量しています[注3]。

以上より低異型度高分化型管状腺癌と診断します。

注1：生検検体で組織型の混在を扱う際に、tub1>tub2のように量比を書

く病理医と書かない病理医がいる。私は書く。「病変の一部しか採っていないのだから、量比なんて書いても意味はない」と考える病理医も多い。しかし内視鏡医も「そんなことはわかっていて」生検を採っており、生検部位においての分化度の量比を知っておきたいと考えている場合もある。私は量比を書く。

注2：名前のついた構造異型ほどではないが、不完全ながら手繋ぎという構造異型がありそうだ、というニュアンスを込めた書き方。

注3：構造異型が弱かったので癌と決めるために核異型を参照する必要があった、ということを匂わせる記載順序。

全体を通しての注：文章の中に、「○○が」、という逆説の接続を一度だけ用いた。なるべく、一度以上は使わないようにしている。あまり「○○が、○○が」とくり返していると、結論にたどり着く前に読むほうがヘトヘトになる。

③大腸 EMR

診断名：Serrated adenoma, see comment.[注1]

所見文：

直腸EMR　1片：Traditional serrated adenoma, low grade, with superficially serrated adenoma component.

8 mm大の検体内にType 0-Is型の隆起が見られ、その周囲にType 0-IIa型の裾野病変を伴っています。0-Is部はtraditional serrated adenoma (TSA), low grade相当[注2]。0-IIa部はtubular adenoma様です(※)。

Carcinoma成分の合併はありません。断端は陰性です。

※なお0-IIa部はHashimotoらの提唱したsuperficially serrated adenoma (SuSA)(Mod Pathol 31(10)：1588-1598, 2018)に類似しています[注3]。

注1：EMRなのでGroup分類はつけない。

注2：ここには所見の記載がない。つまりは根拠なしにTSAだと言い

切ってしまっている。大腸 adenoma は症例数が非常に多いため、当院では所見を毎回は記載していない。臨床医も adenoma のたびに濃密な所見を読まされたくはないと思う。

ただ、所見を書いたほうがいい setting もある。次の例④を参照。

注3：**少し珍しいタイプの病変では、参考文献を病理診断報告書の中に付ける**のがいいと思う。その報告書はコピーされて他院に郵送されるかもしれない。郵送先の臨床医・病理医が、頻度の低い病変を確認するために文献検索を行うかもしれない。だったら書いておいたほうが、先方の手間が2%くらい減り、患者にとっても少しだけいいことがあるだろう。病理報告書によって病診連携（病院・診療所連携）のお手伝いをするという考え方。

④大腸 EMR：研修医バージョン（③と同じ病変）[注1]

診断名：Serrated adenoma, see comment.

所見文：

直腸 EMR　1片：Serrated adenoma, low grade, with superficially serrated adenoma component.

8mm 大の検体内に Type 0-Is 型の隆起が見られ、その周囲に Type 0-IIa 型の裾野病変を伴っています。

0-Is 部は、外向性の発育を示す分葉状の隆起性鋸歯状病変です[注2]。異所性陰窩 ectopic crypt の形成が散見されます[注3]。胞体は好酸性が増加しており、核はクロマチン増加と細胞密度の増加を伴い腺腫相当の異型[注4]を有します。随所でいわゆる pencil-like nuclei と呼ばれる特徴的な長円形像の核を見ます。以上の形態は traditional serrated adenoma（TSA），low grade に相当します。

0-IIa 部は tubular adenoma 様ですが、粘膜中層から深部では管状腺腫様の像を示すも、粘膜表層部では陰窩内腔の鋸歯状変化や tafting 像を伴います。Hashimoto らの提唱した superficially serrated adenoma（SuSA）（ Mod

Pathol 31(10)：1588-1598, 2018)に類似しています。
以上、本病変はSuSA componentを裾野に有するTSAです。
Carcinoma成分の合併はありません。断端は陰性です。

注1：当院では研修医にはきちんと所見を書いてもらい、病理の勉強に役立ててもらっている。臨床医もそのことをわかっているので文章が長くても文句は言わない。平時の診断で毎回所見に長文を書くのは嫌がらせ的だ。ただ、「いざというときにきちんと長い所見を書けるようになる」ためには、やはり初期にはある程度所見を書く訓練をしたほうがいいと思う。

注2：隆起か陥凹か、が一番弱拡の所見である。管状か鋸歯状か、はそれより一段倍率を上げて見る所見だと思う。まあたいてい同時に見てしまうが、心の目にも倍率があるのでその順番にしたがって書く。

注3：ectopic cryptはTSAの診断基準のひとつであるが、下部消化管内視鏡に熟達した医師はectopic cryptの存在を内視鏡所見で読みとってくる場合がある。驚く。

注4：大腸の鋸歯状病変は、実は腫瘍（腺腫）か非腫瘍（過形成）かの区別が難しい。そのため、序盤に腺腫相当の異型を確認したことをきちんと書かないといけない……が、書かれないケースのほうが多いだろう。

⑤大腸EMR：詳しく書きたいときバージョン（③と同じ病変）

診断名：Serrated adenoma, see comment.
所見文：
直腸EMR　1片：Traditional serrated adenoma, low grade, with superficially serrated adenoma component.
8mm大の検体内に、(1)Type 0-Is型の隆起がみられ、その周囲に(2)Type 0-IIa型の裾野病変を伴っています。
(1)0-Is部はtraditional serrated adenoma（TSA), low grade相当。
(2)0-IIa部は後述するsuperficially serrated adenoma（SuSA)様の像です。

Carcinoma 成分の合併はありません。断端は陰性です。
組織所見の詳細は以下に示します。

【組織所見詳細】
(1) TSA, low grade：0-Is 部は、外向性の発育を示す分葉状の隆起性鋸歯状病変です。異所性陰窩 ectopic crypt の形成が散見されます。胞体は好酸性が増加しており、核はクロマチン増加と細胞密度の増加を伴い腺腫相当の異型を有します。随所でいわゆる pencil-like nuclei と呼ばれる特徴的な長円形像の核を見ます。TSA です。
(2)SuSA：0-IIa 部は、粘膜中層から深部では管状腺腫 tubular adenoma 様の像を示すも、粘膜表層部では陰窩内腔の鋸歯状変化や tafting 像を伴います。Hashimoto らの提唱した superficially serrated adenoma (SuSA) (Mod Pathol 31(10)：1588-1598, 2018)に類似しています。

以上、SuSA component を裾野に有する TSA と診断します。

全体を通しての注：私がよくやる書き方。レポートの上半分は病理所見なんか読みたくないという人向け。【組織所見詳細】以下は病理所見に興味がある人向け。

ダラダラ、グダグダと所見を列記してから最後に結論として診断名を与えるのではなく、最初に結論を書いてしまう。

私が生検でこの書き方をするケースは、実はあまり多くない。たいていは手術検体で用いる。肝臓で細胆管細胞癌が診断されはじめた頃は、細かな所見をこうやって付記したし、コンサルテーションを行いながら必死で診断した珍しい悪性リンパ腫でも悩んだ理由を付記した。膵臓の hamartoma、大腸の大きめの inverted adenoma など、箇条書きで済ませるには惜しい症例、あるいは後に症例報告するだろう症例では、臨床医に長いと言われようとも組織像を詳しく書いておきたい。そこで2つに分けるのである。

以下は蛇足だが、〔路傍の花〕ではなく〔実走〕として書いておく。

私の診断の書き方は、ある種の広告手法を意図している。

商品を売るポスターなどに書かれているコピーには「キャッチコピー」「リードコピー」「ボディコピー」の3つがあるのをご存じだろうか？

ワンフレーズで人々の気を引くのが「キャッチコピー」。ポスターならば大きく太字で簡潔に書いてある。キャッチコピーで心を掴まれて、ポスターをよく見ると、小さめの文字でいろいろと説明（本文）が書いてあることがある。それを「ボディコピー」という。そして、キャッチコピーとボディコピーをつなぐ短文がある場合はそれを「リードコピー」という（ないこともある）。

さて。

病理診断報告書の診断名は、「キャッチコピー」としての機能を持っていると感じている。「何を言ってるんだ、正式な診断名は売り文句じゃないんだぞ」と叱られそうだが、キャッチコピーを見て「おっ」と思った人がついボディコピーを読むように、診断名を見た人にはウラにある組織所見を「つい」読んでほしいのだ。

診断名：キャッチコピー

所見文の冒頭数行：リードコピー

所見文の後半部：ボディコピー

ということ。

広告手法と違うのは、病理診断における「キャッチコピー」は自分で編み出す必要がなく、原則的に「診断名」として確立しているものの中から選べばいいということ。病理医が読む人により届ける工夫をするとしたら、リードコピー部分とボディコピー部分になる。ボディに病理医の思いの丈をぶつけるのもいいが、読んでもらわなければ意味がない。

確たる診断名を与えることが難しい症例において、キャッチコピーの部分を「see comment」に留めるべきなのか、それともより本文を読んでもらえるような独自の文章を考えるのか悩む、ということもある。病理レポート＝広告論。

⑥胃生検：非腫瘍粘膜バージョン

> 診断名：Group 1.
> 所見文：
> 胃生検　2片：Atrophic metaplastic fundic gland mucosa, active moderate inflammation[注1].
> H.pylori（＋）です。
> No evidence of malignancy.

注1：胃の非腫瘍粘膜の場合、私は所見冒頭の部分で、このようにわりと詳しめに所見を記載する。基本英語しか使わない。

ややマニアックだが、私が国立がんセンター研修時代の師匠から教わったやり方だ。いくつかのパーツに分かれており、どの部分に何が書いてあるかを見れば、その胃粘膜に何がどれくらい採られているのかがひと通りわかるようになっている。

・採取されている粘膜の種類
Fundic gland mucosa：胃底腺粘膜
Pyloric gland mucosa：幽門腺粘膜
・ここに萎縮（固有腺の減少）があったら atrophic を付ける
Atrophic fundic gland mucosa
・ここに腸上皮化生が少量あったら metaplastic を付ける
Atrophic metaplastic fundic gland mucosa
・腸上皮化生が多すぎて固有腺がなくなっていたら固有腺名をはずす
Atrophic metaplastic mucosa

・萎縮よりも表層の腺窩上皮の再生が目立っていたら
Regenerative fundic gland mucosa
・萎縮し腸上皮化生を来した粘膜が再生変化で表層に向けて増生していたら
Regenerative metaplastic mucosa

こうやって並べると面倒そうに見えるが、要は、atrophic という固有腺の減少と、regenerative という腺窩上皮の再生・増生、さらには metaplastic という腸上皮化生の分量とを、それぞれ量に応じて記載しているだけ。慣れると日本語で書くよりよっぽどラクである[64)]。

カンマ以降の後半部には、炎症の様式と程度を書く。active と付けたらそれは好中球性の炎症。inactive の場合は好中球を含まない炎症だ。これらを見分けるとなかなか興味深いことがわかる。ただあまりに専門的すぎるので本書では割愛。

mild、moderate、marked（あるいは severe）といった「程度」については、病理医の主観に委ねられている……と思われがちだが、胃炎の場合には updated Sydney system[65)] があり、原著論文のシェーマで炎症の量が定義されているので、それに従う。

消化管を専門にしていない病理医は、消化管生検の炎症を**強くとりがち**な印象がある。好中球は 1 個あったらそれだけでほぼ異常と言って差し支えない[66)] が、リンパ球や形質細胞はほとんど正常の消化管粘膜でもちら

64）もちろん臨床医が読めない、意味がわからないのは問題なので、長文の英語を日本人相手に振りかざすのはおすすめしないが、短文だとあまり怒られない

65）Dixon MF, et al. Classification and grading of gastritis. The updated Sydney System. International Workshop on the Histopathology of Gastritis, Houston 1994. Am J Surg Pathol 20:1161-1181, 1996 や、小野尚子 . updated Sydney system. 胃と腸 54: 622-623, 2019 にも詳しい

ほら目にする。特に大腸。ちょっとリンパ球や形質細胞があるだけで中等度の炎症と記載してあるレポートを見ると、いかに主観で記載する部分とは言えモヤモヤとした思いに囚われる。

「非腫瘍性の胃粘膜の診断名なんて、全部 chronic gastritis でいいじゃないか」という考え方もあるらしい。主診断を chronic gastritis に留めて、かわりに所見をきちんと書きたいと思えば、このような記載になるだろう。

> 診断名：Group 1, chronic gastritis.
> 所見文：
> 　胃生検　2片：
> 　　胃底腺粘膜が採取されています。腺窩上皮と固有腺の比は1：2程度となっていて固有腺が減少し萎縮傾向にあります。表層の一部には腸上皮化生を伴っています。随所で腺窩上皮内や固有腺内に好中球を混じる中等度の炎症細胞浸潤が認められます。H.pylori（＋）です。
> 　　No evidence of malignancy.

この文章と同じ内容が、私のやり方だと、下記のようになる。

> 診断名：Group 1.
> 所見文：
> 　胃生検　2片：Atrophic metaplastic fundic gland mucosa, active moderate inflammation.
> 　　H.pylori（＋）です。
> 　　No evidence of malignancy.

照らし合わせてみていただきたい。これはもう好みの問題かもしれない。先ほど、キャッチコピー、リードコピー、ボディコピーの話をしたが、そういうことも思い浮かべながら見比べるとおもしろいかとは思う。もちろん臨床医との関係によってアレンジは必要である。

路傍の花

✿——今の胃生検のような細かい所見の書き方を、私が全ての臓器において行っているわけではない。特に非腫瘍性病変の所見については臓器ごとにかなり差がある。

これはもう（sub）specialty の問題としか言いようがない。

胃や大腸は私が興味あって日頃から多めに勉強していることもあり、できるだけ消化器内視鏡医が見たいであろうことを書くようにしている。

皮膚生検は臨床医が組織像をよく理解していることや、どちらかというと癌の診断よりも炎症パターンの判定が多くなるため、所見を細かく書く。

肝臓も評価項目が多いし、肝臓内科医との関係的にも詳細な検討が望ましい。

一方で、それほど詳細に非腫瘍部分の検討を書けていない臓器も実際ある。

その差を分けているのは、臨床医との連絡調整が密に行えているかどうか、おそらくその一点にある。

こちらの所見が**薄いとき**、臨床医との関係が良好であれば、何かの折に必ず「あそこも見てほしいんだよなあ」「あれも評価できますか」と連絡が来る。すると、こちらが勉強するターゲットがはっきりする。見てほしい所見を指摘されれば、それを評価できるくらいの**組織診断力**は育てておきたい。

ただ、まあ理想はそうとしても現実問題、全ての科の臨床医と連絡ばかりして一日が終わるというのもつらい。そこで、日々、同じ日本に住む病理医たちが、さまざまな臓器に対してどれくらいの**作法**を用いているのかという目で、『病理と臨床』のような和文 review 系雑誌を読みながら、少しずつあらゆる臓器に対する所見の書き方を磨いていく。

「和文雑誌は英文雑誌の遅れた翻訳バージョンだ」……などと思っ

66）なにせ、好中球の寿命は 2 日程度なので、そこにあるということはかなり直近に active な炎症機転がなければいけない。好中球の寿命については『皮膚病理イラストレイテッド ①炎症性疾患』（学研メディカル秀潤社）による

ている人がたまにいるが、そうではなく、同じコミュニティに属する同輩たちがどのように現場で対応しているのかを母国語で著してくれている手引き書、**現場向けチュートリアル**と考えたほうがいい。そこには「医療者のナラティブ」とでも呼ぶべき知見が詰まっている。英文で最新の知見を集めることはもちろん大事だし、秀逸なreviewが英文誌に多く見られることも事実だけれども、日本語文献を読まずにいると、日本人に対して用いる表現力や伝達力の類いが少しずつ落ちていくような気がする。

実走

生検診断と手術検体の診断における「ずれ」の問題について書く。

例えば、臨床医がこのような声を上げることがある。

「胃生検だとGroup 4（腺腫もしくは癌）と判定された胃腫瘍を、ESDで切除してみると、ほとんど100％腺癌の診断になる。腺腫に留まったことが、ここ数年ない。だったらもうそういうケースは、最初からGroup 5（癌と確定）でいいんじゃないの」。

病理医が、生検の段階では癌と決めきれず、念のため判断を保留した。しかし臨床医からすると、事実上保留になっていない、というケースだ。「あの病理医が胃でGroup 4と言ったらそれ、たいてい癌だからね（笑）」的に、笑い話のphenotypeでしばしば耳にする。事情を知っているとあまり笑えないが。

とりあえず病理医側の事情を。胃の（腸型）腺腫と癌の鑑別は、消化管専門医の間でも判断が分かれる有名な難問[67]でコンセンサスがなかなかできないのだが、現時点でそれなりの数の病理医が納得している基準として、**腫瘍腺管の構造や核が部位によって多様heterogeneousであればそれは癌**、全体が総じて**均一に、軽度の異型に留まるならば腺腫**と言われている。

この不均一性を根拠に癌と診断する手法は、細胞異型が十分に強いときには別に使わなくてもいい。細胞像だけで癌と判断できるからだ。でも、異型が弱く、細胞を見ただけでは腺腫か癌か区別がつかないケースでは役に立つ。

病変の不均一性は生検では評価しきれない。当然だろう、生検というのは一部分しか評価できないのだから。ESD 検体や手術検体で病変の全体像を見てはじめて癌と診断しきれる病変が、一定数存在する。

そして、病変全体の不均一性については、病理診断以前に、**内視鏡で観察しやすい**のだ。細かい細胞異型は内視鏡では読めないにせよ、heterogeneity の有無は読める。だから病理医が揶揄されるのだろう。

「あの病理医が胃で Group 4 と言ったらそれ、たいてい癌だからね（笑）」

そのようなケースに、病理医が臨床診断に忖度して「ぼくら的には Group 4 ですが、内視鏡を見たら多彩だったから、たぶん癌です。なので併せ技で病理診断を Group 5 とします」と書いてしまっていいか……。

私は、**それはやりすぎだ**と思う。

先ほど、高分化型管状腺癌が低分化になりそうなケースでは自分で内視鏡を見るという例を紹介した。「読めるものは臨床所見だろうが、自分で読んで診断を**考えたい**」という医者としての矜持はある。しかし、「病理診断自体のアイデンティティを放棄すべきだ」とは思っていない。

ここは混同したくない。

67）座談会「胃腺腫の診断と取り扱いに関するディベート—症例カンファランス」（胃と腸 49: 1879-1897, 2014）が熱い

丁寧に書く。「なぜ、病理医が生検でGroup 4と出した胃腫瘍はESDだと癌と診断されがちなのか」を俯瞰して理解することは重要だ。現場で起こっている構造を解析しておくということ。

その一方で、「細胞だけでは絶対にわからないけれど臨床医の診断を忖度して癌と診断します」までやると、それは、病理診断報告書に、もはや組織診断ではないものを書いていることになる。

これでは「くり返し」にはなっているかもしれないが、**積み重ねにならない。**

①病理診断はclinical sequenceの一環である
②（特に生検の）病理診断では限られた情報しか出ないし、出せない
③そんな病理診断に委ねられた「役割」をきちんと俯瞰して把握する
④病理診断の後に、さらに臨床情報を積み重ねることで、診断がよりはっきりしてくるということを、臨床医も病理医も理解する

このニュアンス。

異なる視座から患者を見る臨床医と病理医が、異なる所見を持ち寄るとき、臨床医からは一見不思議に見えてしまう病理医の振る舞いにも意図はある。

というか、意図を持つべきである。意図を持ってやっているか、と、自らに問う。

路傍の花

✿――自分がどの立場で患者に携わるのかというのを明確にしておくのがいいと思う。

病理組織診断記載医として、組織情報をsolitudeに記載すべき場が「病理診断報告書」の一角に存在する。

病理専門医として、そこまでに蓄積されてきた臨床診断結果を総合し、病の理を俯瞰しながら「組織と臨床像を併せてはじめて言えるこ

と」を付記する場も、おそらく「病理診断報告書」の一角に存在する。
　臨床医にとっての仕事仲間として、「今回の病理レポートについてはこうやって解釈することができるよ」と、控えめに提案する場は、「病理診断報告書」の中には存在しづらい。それは電話や対面でやったらいいんじゃないかと思う。

実走

生検診断における「気付かれない誤診」の話をしたい。

例えば、癌を見逃すのを恐れるあまり、食道の生検で**そこそこの細胞異型があったら全て扁平上皮癌と診断してしまうタイプ**の病理医がいたとする。つまりは過剰診断型の誤診だ。

近年の内視鏡診断能は非常に高い。2020年現在、内視鏡医が癌を疑って生検をした場合、高確率でそれは癌である。これは「癌疑い」という生検に「癌です」と答えていれば8割方当たるということだ。

逆に、2割、あるいは1割未満かもしれないが、臨床医が癌と疑ったものが実は癌ではないというケースも未だにある。ところがそういうときも、「ある病理医」は見逃しが怖いので、「異型があるから癌だ」と過剰診断してしまう。

では、患者はそのあとどうなるだろう？

ESDが行われるだろう。粘膜の一部が採取されてくる。そこで採ってきた検体を、同じ病理医が診る。似たような細胞異型を示す、判断が難しい病変。当然それも癌と診断する、だって判断基準が一緒なのだから。しかも、生検で自分が癌と診断しているのだから。

見る人が見ればそれは単なる再生異型だ。でも、病理医によって癌と診断され、当然**患者は根治する**。

このケースでは見かけ上、困る人は誰もいないということに注意してほしい。あくまで見かけ上だけれど。患者はそこそこの金銭負担をしている。でも、「このまま放置していたらオオゴトになっていた食道癌を早期に発見してもらい、内視鏡だけで治療してもらった」と信じている患者は、主治医や病院に感謝こそすれ、「癌でないものを癌と診断された」とは気付けない。そもそも病理医の診断を疑うという選択肢がない。疑おうとすらしない。臨床医だって癌を疑っていたのだ。

臨床医からしてみれば、癌だと思って生検し、癌だと言われてESDし、癌でしたと言われて治る。ここには**疑う余地がない**。

「病理医の過剰診断」を誤診と評価することは難しい。今挙げた例のような業の深い誤診は、臨床医の事前診断の精度が高いこともあって、幸いながら近年はそうそうお目にかからない。あるのはいつでも、臨床診断が難しく病理診断もただちに誤診と呼べないような、微妙な例ばかり。過去20年間分の診断を振り返ってみると、どうもあの病理医がいた時代は癌が統計よりちょっと多めに出ていたなあ……といった違和感だけが指摘される。書いていて震えが来る。これは怖い。

路傍の花

✿――こう言ったことを少しでも防ぐために、病理医はダブルチェックを行って複数の人の目を導入し、デジタルスライドスキャナを使って臨床医にも診断に参加してもらい、かつ、学会などで常に知識のアップデートを行いながら、**最終的には義務感と正義感**で精度管理をする。

人間には限界があるから、どんなに真摯な病理医も、必ず低確率で見逃しや過剰診断をやっている。そこで病理医を立ち止まらせる者がいるとしたら、それは基本的に臨床医しかあり得ない。だから……臨床医から完全に独立しようとする病理医は、危ない。

臨床医が「あれっ」と思って病理医にコンタクトを取ってみようと思い付いたとき、その電話を取らない病理医は、危ない。

実走

次は免疫染色の話をする。

ただし免疫染色といっても膨大だ。そこで、病理医にとって最も身近な免疫染色……Ki-67の話をする。

初学者からベテランにまで、Ki-67とp53の免疫染色は汎用されている。特にKi-67の活躍っぷりといったら八面六臂だ。神経内分泌腫瘍（neuroendocrine tumor（NET）やgastrointestinal stromal tumor（GIST）、浸潤性乳管癌、脳腫瘍などにおけるgrading、さらには各種軟部腫瘍の増殖活性判断に広く用いられる他、消化管生検や胆管生検・膵管生検などにおいては異型を有する上皮の良悪評価にも使用されたりする。

Ki-67はG0期以外に突入した細胞、すなわち増殖サイクルに入っている細胞の核に陽性となるマーカーである。ラボによるが、MIB-1の名称で親しまれているケースも多い。

> “「MIB-1」はKi-67抗体のうちのクローン名のひとつで、熱処理を加えることによってホルマリン固定標本でも反応する最初の抗体として非常に有名になったため、今日でも「ミブワン」がKi-67の代名詞的に使用されることもある。”[68]

さて、あまりに有名なこのKi-67であるが、「増殖サイクルに入っている」ということからの連想なのだろう、「増殖異常を見るための染色だ」と思われているフシがある。しかし、

Ki-67を増殖異常マーカーとしてだけ使うのはもったいない。

68）株式会社協同病理のウェブサイト（http://www.kbkb.jp/index.html）内にある、免疫抗体法リスト「Ki-67（MIB-1）」より引用。このサイトは非常に素晴らしいのでぜひご活用いただきたいと思う

Ki-67の陽性細胞が多ければ、その領域にはおそらく増殖異常がある。けれども例えば胃炎において炎症と再生変化を伴う上皮は増殖活性が高くなるように、増殖異常イコール腫瘍ではない。

そこで、Ki-67を「多いか、少ないか」で見るのではなく、「どこに染まっているか」、すなわち**配置**を評価する。Ki-67では**増殖場所の異常**を見ることができるのだ。

構造異型の項目で書いたが、大腸陰窩においては陰窩の深部に増殖帯がある。これが腫瘍化すると、増殖場所が「ずれる」。このずれはKi-67で非常にわかりやすく可視化される。

大腸のtubular adenomaでは増殖帯が粘膜表層部付近に来るというのは有名だ。Top-downの増殖形態、などという。

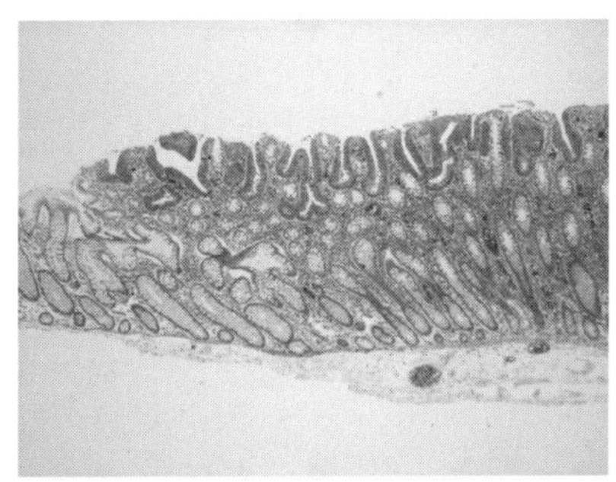
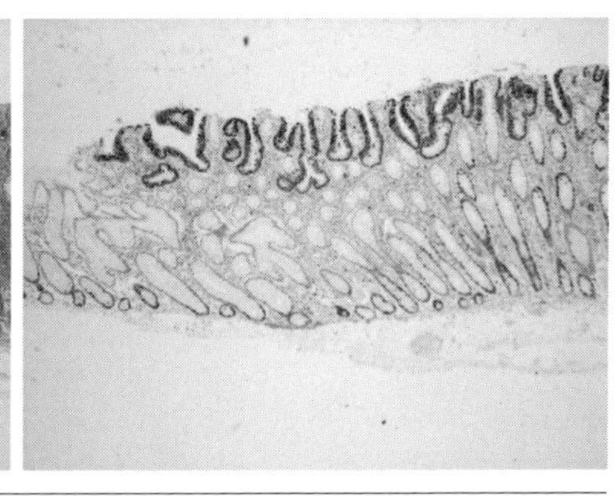

Tubular adenoma
（左：HE/右：Ki-67）

一方で、sessile serrated lesion（SSL）[69]では、一見すると陰窩深部にKi-67陽性細胞が留まっているように見えるが、よく見るとKi-67陽性細胞が深部から中層に向かって少し増えている。

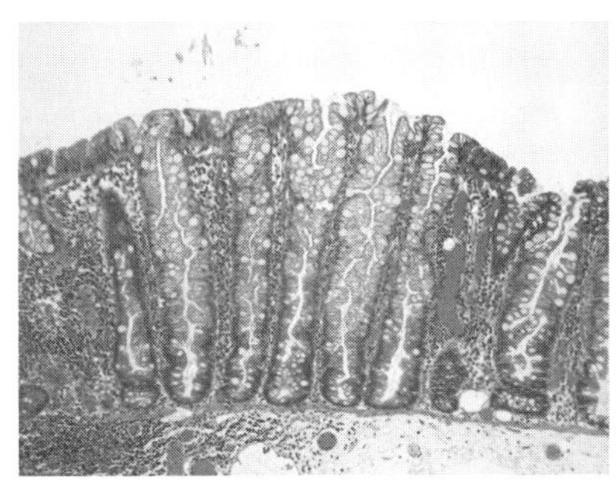
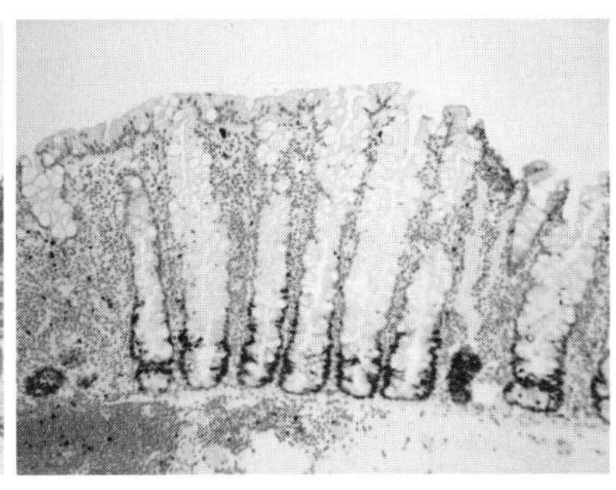

SSL（左：HE/ 右：Ki-67）

ではSSLはbottom-upの増殖形態なのだろうか？

薄切された陰窩の左右を見比べると、陽性細胞の数が必ずしも一致しない。**これは自動車に例えると左右のタイヤの回転数が違うようなもの**で、SSLの陰窩がL字型に屈曲したり、逆T字型にひしゃげたりしている理由であると言われている。

さらにSSLの陰窩をよくよく観察すると、Ki-67陽性細胞は陰窩の深層〜中層だけではなく、表層付近においても散在性に出現していることに気付く。すなわち、SSLの本質はbottom-upの増殖ではなく、「増殖細胞が陰窩のあちこちに多発すること」(crypt compartmentalizationの乱れ[70])にある。

突然コアな話になったが、Ki-67はこのように、分布とセットで見るといきなり情報量が増える。胃の胃底腺型胃癌や、胃型腺腫（幽門腺腺腫）などでは、Ki-67 labeling indexは低値のままだが分布様式に明らかな異常がある。

細胞といえば核を見る、Ki-67といえば陽性細胞数を見る、diffuseに

69）日本の取扱い規約では2020年現在まだsessile serrated adenoma/polyp (SSA/P)の記載のままであり、外科病理学（第5版）にもSSA/Pの名称で記載されている。いずれSSLに統一されるだろう

70）八尾隆史, 他. 日消誌 112: 669-675, 2015

Ki-67が染まっていれば腫瘍だ、パラパラ染まっているときはわからない……。このような組織診断は少し雑だと思う。増殖細胞の数だけではなく分布を見ることは、増殖異常に加えて分化異常を見ることにつながる。

路傍の花

✿――Ki-67だけではなく、ほとんどの免疫染色は「染まっている数」よりも「染まり方」に着目したほうがいい。diffuse positiveのときだけ有意とする使い方は免疫染色の力を引き出せていない。

✿――Ki-67は増殖異常だけではなく細胞分布の異常を判定できるためによく使うが、私は消化管生検ではp53免疫染色をほとんど使わない。ulcerative colitisに合併するdysplasiaの診断、口腔における扁平上皮癌の診断、一部の食道癌のときくらい。よく言われる話だが、p53を染めることで癌と診断できるような胃癌や大腸癌というのは、ほとんどの場合、HE染色で癌であることが自明である。膵癌、胆管癌でも同様の傾向がある。

3 クリニコ・パソロジカル・カンファレンス

足を止めて、俯瞰

臨床病理検討会（clinico-pathological conference：CPC）の話に移る。

CPCを大上段から美しく語ること自体は容易だ。なぜならば、CPCこそは病院内において病理医が最も目立つシーンであり、病理専門医の矜持が試される場だからある。

しかし、本書では現実的な話を書きたい。きれいごとはうんざりだ。

CPCについて、美辞麗句を書き連ねた文献を多数持っている。英語、日本語、いずれにおいても。しかしこれらのような旧来の語られ方では、もはや臨床医は聞く耳を持たないであろうと思う。

なぜCPCをやるのか。

誰のためにCPCをやるのか。

役に立つから？　勉強になるから？　医学の発展のため？

それはいつの論理か。

まさか、MorgagniやRokitanskyの言葉をそのまま引いてCPCの有用性を説いていたりはしないか。

令和においてなお、医学を発展させるだけの底力がCPCにあるか。

現状をしっかり認識した上で語り直す必要があると感じる。医療者たちはヒマではない。やらなければいけないことに忙殺されている私たちは、「やればいいことがある」程度のことには手が回らない。死んだ魚の目をしてカンファに義理で座っている人の数を減らさないといけない。

まずは「今のCPC」を俯瞰する。実走するのはそのあとだ。

（2020年時点で）病理医がCPCと言う場合、**病理解剖を用いた振り返り**のことを指すことが多い。したがって、CPCの現状を語るためには、まず病理解剖について触れる必要がある。

路傍の花

✿──本来は臨床医と病理医が互いのデータを持ち寄って相談すれば、たとえそれが廊下の片隅で行われる立ち話であっても、クリニコ・パソロジカル・カンファレンスと呼ばれるべきである。次項で語ることになる「画像・病理対比」は本質的にCPCである。病理解剖に限る必要などない。

✿──『New England Journal of Medicine』に毎号掲載されている、CASE RECORDS OF THE MASSACHUSETTS GENERAL HOSPITAL（勝手にCR-MGHと略す）は、case record 症例記録と冠してはいるけれども、実際にはCPCの最適解だなあと考えている。臨床医がデータを出し、病理医もデータを出し、討論してまとめるというやり方。病理解剖例とは限らない。というか、近年は剖検例でないことのほうが多い。

✿──と、この項を書いているときに、ふと思うところあって隣席のボス（定年退職後・嘱託勤務中）にCR-MGHの話を振ったところ、彼はデスクの片隅を指さした。そこには、なんと10年分のCR-MGHがスクラップ形式でコクヨのバインダーにまとめられていた。いつの間にこんなにきれいにファイリングをしていたのか……。おまけにエクセルファイルに主診断名などをリストとして保管しており、病理診断が興味深い例については赤文字のハイライト付き。私は腰を抜かしてしまった。長年一緒に働いていたがぜんぜん知らなかった。「これが病理医だ」と感じた。

✿——もうなくなってしまった雑誌だが、『Cancer Board Square』(医学書院)では、いわゆる cancer board 形式のカンファレンスを毎号収録していた。複数の科が集う活発な議論が非常におもしろかったし、あれも見事に CPC だった。基本的に臨床医がドライブするカンファレンスで、病理医は時折、組織像を提示してコメントをする程度。でも、それくらいがちょうどよく感じる。

足を止めたまま、俯瞰

病理解剖の件数は激減している。これは剖検をやる側、すなわち病理検査室側が「やりたくないから」ではない。そもそもの依頼件数が減っているからだ。

臨床医が病理解剖を依頼しなくなった理由はどこにあるか?

誰でも考え付く理由その1は、「各種検査の進歩」である。

臨床医が病理解剖を依頼しなくなった理由その1

検査の進歩によって、解剖しなくてもわかることが多くなった。

そもそも問診と診察の精度は高い。ただし、「外から、聞いて、見て、触っただけではわからないこと」が、大昔の医療には多くあった。だから患者が亡くなったあとに腹を開いて「遅すぎる答え合わせ」をしたのだろう。しかし今は違う。

血液生化学データを丹念に追えば、炎症の状態や凝固・線溶異常、組織破壊の程度などはひと通りわかる。肝機能、腎機能、各種内分泌の異常、骨の状態。いかに「開けずに見抜くか」。

血液検査だけではない。喀痰や尿などにも多くの検査が存在する。グラム染色や血液培養といった感染症関連の検査まで含めれば、人体に起こるほとんどの異常に対応する検査があると言ってよい。

臓器ごとに特異性の高い検査が多数存在する。例えば心電図、心エコー、心臓カテーテル検査……。各種の心機能検査は非常に進歩している。弁膜症、心筋症、伝導障害、アミロイドーシスやサルコイドーシス、たこつぼ心筋症や逆たこつぼ心筋症に至るまで、今や各種の検査によって心臓が動いているうちに限りなく病態に肉薄できる。

循環器内科医の口から、「病理解剖を**積み重ねる**ことで真相に迫りたい」という言葉を聞くことはほとんどなくなった。

循環器内科に限らない。超音波、造影 CT、造影 MRI、そして内視鏡検査といった各種画像。十分に follow-up してきた患者では幾度となく画像診断が行われており、限局性の病変を有するような病態はすでに体外からかなりの精度で予測される。

間質性肺炎が感染を合併して急性増悪したケースで、感染や炎症の focus は問診、診察、血液生化学検査、画像検査まででほぼ決着が付く。不幸にも患者が死の転帰をとったとして、呼吸器内科医はいちいち病理解剖を依頼しようとは思わない。ストーリーはほとんど見えているのだから。

「感染性心内膜炎に伴う弁破壊から心不全を合併した敗血症」は、かつては病理解剖で明らかにされたケースかもしれない。開けてみなければわからなかった。けれども今や心エコーひとつで「オペ適応症例」に早変わりである。隔世の感。

大動脈解離から進展した心タンポナーデも、上腸間膜動脈や総腸骨動脈分岐部より末梢の動脈瘤破裂も、NOMI（non-occulusive mesenteric ischemia）も、副腎出血に伴う副腎クリーゼも、基本的には生前もしくは死亡直前の画像検査で detect できてしまう。

そりゃあ、病理解剖の依頼も減るというものだ。

今なお、臨床医たちが病理解剖をしてでも疑問を解き明かしたい症例があるとしたら、それは何か？　「検査をやってもわからない」ものだろう。つまり、内科的に高難易度の疾患。

神経変性疾患の経過中に生じた非典型的な presentation。
治療に一切反応しなかった腎不全。
診断基準を半分しか満たさなかった膠原病（疑い）。
神経内科や呼吸器内科、腎臓内科、膠原病内科のプロたちが生前に診断できなかった疾病。

昔は難しい病気がいっぱいあったから解剖も多かった。今は（昔に比べれば）よくわかってきた、すなわち「わからないことが減ったから」解剖は減っている……。

このあたりで反論が飛んでくるだろう。
「今も昔も、臨床現場には無数の疑問が落ちている、医学がいくら発展したからって人体にはわからないことだらけだ！　少しでもわからないことがあれば、病理解剖する意義はある！」

しかしそれは理想論というものだ。
患者が生きていてもわからないことはいっぱいある。**わからずに治る**ことだって多い。ある程度はわからなくても、診療上の行動に影響がないならば、「わからないまま保留して診療を進める」というのが大多数の臨床医のとる姿勢である。
そこで患者が亡くなったからといって、全ての疑問に対して病理解剖をぶつけるべきだろうか？　私はそれは乱暴だと思う。

臨床医が病理解剖を依頼しなくなった理由その2
わからないことのひとつやふたつのために、病理解剖まで依頼する手間がおっくうだ。

身も蓋もないが、理想論を語らないというのは、つまりこういうことにきちんと向き合うということである。

頻度の低さと、おっくうさ。手強い障壁を乗り越えてなお、病理解剖が依頼されたとしよう。素晴らしいことである。多忙な臨床医のあくなき探求姿勢に敬意を表する。

レアで超高難度の疾患、内科医も頭をひねり、とうとう診断にたどり着けず、気になる疑問が残った症例だ。

さて、ここで、病理解剖をしたからといって、病理医が果たしてクリアカットに診断を出せるのか？　残念ながら、出せないことも多い。

さまざまな検索手法が発展した今、「死後にしかできないこと」の数は少ない。遺伝子検索などが診断に寄与するならば生前にやっている。そういうことを全部やってなおわからなかった症例を、開けて、目で見て、組織切片で全部見て、あっと驚くほどの大逆転、大団円、といくものか？　そう簡単なものではない。

病理診断というのは形態診断なので、「形のある病気」には強いが、形として見えない病気、例えば自己免疫疾患とか腎疾患、あるいはウイルス感染症などを見る場合は、「変性や壊死の現場」を見ることで間接的に疾病を予測することしかできないことも多い。となると、すでに血液生化学検査や画像検査などで推測済みだった内容を超えるほどの本質的な所見は得られないこともある。

おまけに、見ているものが患者の「最期」である以上、病態の最も盛んだった時期を見ていないということにも注意が必要である。例えば、血栓は死後に融けることがある。肺炎の末期には誤嚥を合併する。完成した肝硬変は burned-out と言って炎症所見に乏しくなる。

解剖までしてもらって、玉虫色の病理レポート。そのとき、臨床医はどう思うだろうか？

臨床医が病理解剖を依頼しなくなった理由その3
病理解剖までやっても、診断がつくとは限らないから、依頼する気が失せる。

これも相当でかい理由であろう。

路傍の花

✿——たまに臨床系の雑誌に掲載されている症例報告を読むと、昔であれば病理解剖が依頼されたようなケースであっても、解剖が施行されないままにある程度の結論にたどり着き、考察まで終えている報告が多くなったように感じる。私の主観に過ぎないが、現実にそういう傾向があるだろう。「感染性大動脈瘤の肺穿破に伴う大量喀血例」、「未フォローの肝細胞癌が破裂して急死した例」など、かつては必ず病理解剖されていたが、これくらいだと今の臨床医は驚かない。ときに、そういう報告例などを読んでいて、解剖していたらもう少しわかったのにな、と感じることはある。その「もう少し」のニュアンスは難しいが……。

足を止めて、俯瞰

病理解剖の依頼がなかなか出ない理由を列挙した[71]。ただ、そうは言っても、もちろん今でもなお「病理解剖も含めて徹底的に調べたいなあ」と、臨床医の心が動くケースは存在する。

先ほど書いたように、

A. 専門医であっても頭を悩ませるような高難易度症例

71）付記。新型コロナウイルス禍において患者の面会が原則控えられる現状、主治医と患者家族（遺族）との関係は前よりも深められにくくなっている気がする。そういう環境で患者の死後に遺族に解剖の依頼をするということは、主治医にとってはこれまで以上に負担だと思う。どことなく躊躇するだろう

はそのひとつだ。私見だけれども、大学で行われる病理解剖は基本的にこのパターンが多いだろう[72]。でも、こればかりではない。他にもある。

B. どの専門医が診たらよかったのかわからなかった（専門医にたどり着けなかった）ニッチなジャンルの症例

C. 訳あって十分な検査を行えず、あるいはそもそも医者にかかる前に亡くなった症例

こういった場合も臨床医は剖検依頼を考えるようだ。
順に説明する。

「B. 生前に専門医にたどり着けなかった、ニッチな症例」というのが一定数存在する。もう少し詳しく、残酷に書くと、「専門医からしてみれば超高難易度というほどの症例ではないのだが、非専門医からすると何科マターなのか判断がつかない」ので、結果として高難易度症例のくくりに入れられた症例だ。

“ニッチなディジーズ”[73]。例えば、炎症の focus が同定できなかった、いわゆる不明熱。そして、原発不明癌……。

世界のどこかにいる「この病気の専門家」であれば、高難易度ではあるが診断にたどり着いたかもしれない。でも、そもそもどの専門家に引き渡すべきかわからないまま亡くなった患者は、十分量の検査を行えていない可能性がある。というか、そういうケースはすごく多いと思う。
専門医たちは**たどり着いた人ばかり診ている**。専門検査はたどり着いた人のためのものだ。そこまでたどり着かない症例だってある。

そういうとき、病理解剖を行うことである程度の結論がみえてくることがある。病理の視点から疾病の専門性を再評価し、専門的な観点で再検討を行えば、「A. 本当の超高難易度症例」よりは診断がつきやすい。

そう、いかに世の中の検査が充実しても、病理解剖の意義はなくならないのだ。臨床は理想論ではない。「検査が発展したら病理解剖はいらない」というものでもない。

こういう症例については、病理解剖で一気に視界が開ける！　病理医の強み、病理診断のメリットは、ひとえに、「臨床科をまたいで活躍できる」ことにある。

……逆にいえば、**科をまたいだ知識を持ち合わせていない病理医が解剖をしてもあまり意味がない**。「B. 専門医にたどり着けなかった症例」に答えを出すためには、どんなニッチな症例でも専門性を判断できる能力……すなわちジェネラリストとしての能力が求められる。

A. 専門医であっても頭を悩ませるような高難易度症例
　➡病理医にとっても超高難易度なのでたいへん。

B. どの専門医が診たらよかったのかわからなかった（専門医にたどり着けなかった）ニッチなジャンルの症例
　➡病理医がジェネラリストであれば、A よりは診断に近づきやすい。

現在、病理医の多くは、大学という高度専門家集団の寄り合い場所、もしくは外科手術検体の多い施設にいる。そして、自分のボスに応じて、あるいはその病院で多く経験する疾病に応じて、ある程度の専門性を獲得し、専門外の症例については病理学会を通じてのコンサルテーションや、知人の病理医に対するプライベート・コンサルテーションによってなんとか対

72）CPC の開催リストを見る限り、ではあるが……

73）『ニッチなディジーズ』（國松淳和 著、金原出版、2017）は名著である。専門家どうしの「裂け目」、あるいは「隙間」に存在する疾病、というニュアンス

応する。

これは、臨床医といっしょだ。病理医も医学の進歩とともにだんだん偏っていく。ジェネラルさを失いつつある。病理医の頭脳にもニッチが生じる。「うちの病理医は消化管と肝臓には強いけれど、最新の膠原病に関する知識はどれくらいあるんだろうな……」。臨床医にこう躊躇されてしまったら、病理解剖の依頼は出ない。

路傍の花

✿——病理医が自らの「ジェネラルさ」を示す手段のひとつとして、これまでに担当した病理解剖の数を公言するというやり方がある。病理解剖はやはり経験例数に応じて切れ味が変わるだろうと思う。現在70歳を超えるような病理医の中には、生涯での病理解剖経験例数が3,000体クラスの方々がざらにいる。ため息が出る。今後、それだけの病理解剖を経験することは不可能であろう。故・金田正一投手の400勝と同じイメージだ。なお、現在の私の剖検経験例数はたぶん400体に満たない。

足を止めて、俯瞰

そして最後に、おそらく現代において病理解剖依頼として最も一般的であろうと思われる[74]ケースを考える。

C. 訳あって十分な検査を行えず、あるいはそもそも医者にかかる前に亡くなった症例

進行が異常に早くて造影CT以外なにもできずに亡くなってしまった劇症型の膵炎、腎機能が悪く造影CTを撮れなかった多発肝腫瘍、発見時に心肺停止状態であった既往歴の豊富な患者など……。十分な検査が行われていないケース。

日常の剖検依頼症例を振り返ると、このような臨床医がうまくくり返し・積み重ねを講じられなかったケースこそが、病理解剖にやってくるなあという印象がある。

近頃、主に病理医の口から語られる病理解剖必要論は、建て前と理想に溢れすぎていて気にくわない。しかし、病理解剖不要論もまた、ひとつの理想に立脚している。「検査が発達したから解剖なんかいらない」という声はごもっともだけれど、そもそも検査までたどり着けないケースが山ほどある。

A．専門医であっても頭を悩ませるような高難易度症例
　➡病理医にとっても超高難易度なのでたいへん。

B．どの専門医が診たらよかったのかわからなかった（専門医にたどり着けなかった）ニッチなジャンルの症例
　➡病理医がジェネラリストであれば、A よりは診断に近づきやすい。

C．訳あって十分な検査を行えず、あるいはそもそも医者にかかる前に亡くなった症例
　➡臨床医の「もっと何かやれたら……」の思いを汲み取って引き継ぐ。

病理解剖の現状、そしてどういうときに剖検が依頼されるかについては、だいたいこんなところではないかと思う。さあ、これを踏まえて、どう解剖を行い、どうカンファレンスに結びつけるか？

74）実際には、「剖検の症例数が足りないから依頼された解剖」というものがそこそこの頻度で存在していると思うが、その話をするのはやりきれないので、本項では触れない

実走

病理解剖なんて増えなくていい。必要がないならやるべきではない。

病理解剖の総数が少ないと、病理医が解剖の技術を身につけられなくなるから問題だとされる。確かにその通りだ。

だが、病理医の修業のためだけに剖検依頼をする臨床医などいるはずもなく、現実問題として病理解剖数は減少の一途を辿っている。

もはや、「技術を身につけられなくなるから問題」のフェーズではない。私たちは、「病理医に解剖の技術が身についていない状態で病理解剖の依頼がなされるフェーズ」に生きている。私自身、30～40歳年上の病理医と同じ解剖技術が自分の身についているとは全く思わない。いくら努力をしてももう手が届かない技術だ。

私たちのほとんどは、今から刀鍛冶にはなれない。日本刀の需要がないのだから。経験を積む場所も機会もない。

病理解剖もそれといっしょだと思う。脊髄腫瘍を検索するために、遺体を背後から開ける手法で病理解剖をできる30代病理医が、今の日本に何人いる？　となれば私たちは新しいやり方の病理解剖を、現代に即したCPCを、やらなければいけない。

専門医が悩んだ高難易度例。

誰が診ればいいのか最後までわからなかったニッチ。

さまざまな理由で検討が不十分であった患者。

こういったものに、「臨床医の後を引き継いで」何かを**くり返し、積み重ね**ようと思うとき、そこには新しい技術が必要だ。**病理医が単独で活躍できる病理解剖の回数が減っているならば、代わりに、病理医と臨床医がタッグを組む回数を増やしていくしかない**というのが私の考えである。

臨床医の疑問はかつてよりも細分化され、それぞれの専門性は昔よりもずっと高い。「広く、深い、医学」に経験例数が激減した病理解剖技術で立ち向かえるわけもないのだ。

本項の最初に私は、臨床医と病理医が廊下で立ち話してもそれはクリニコ・パソロジカル・カンファレンスだ、と書いた。ここにたぶんヒントがある。

患者が生きている間から、何度も相談を受ける。血液データもCT、MRIの所見も何度も見る。何度も臨床医とディスカッションする。そして、もし患者が死亡したら、臨床医と会話をしながら臓器を採り、臨床医と会話をしながら顕微鏡を見て、臨床医と会話をするために会議室を借りる。最後の部分だけがCPCと呼ばれていたりはしないか？　CPCも、もっといえば病理解剖も、患者が生きているときから始まっていると考えればいい。

そうすることで、高度の専門性を持つ臨床医たちと「積み重ねの軌跡」を共有することができる。何科の医者がどこで引っかかっているのか。どの検査ができてどの検査ができなかったのか。そういったことを病理医自身が自らに蓄積することは、**たとえ病理解剖が行われなかったとしても、**診断のために極めて有用である。

昔の武芸書などには時折「無刀」という概念が出てくる。武道を極めると刀を持たなくてもいいという、一見すると年を取って日本刀を振り回せなくなった師範の言い訳みたいにも読める考え方だが、病理解剖というのはおそらく今後いわゆる「無刀の技術」になっていくだろうと思う。3,000体の解剖を行うことで臨床医に貢献していた病理医たちと同じくらいに私たちが今の臨床医に貢献しようと思うとき、3,000人分の患者の検査データに目を光らせて画像を解釈し、臨床医とディスカッションをすることが必要なのではないかと考える。

路傍の花

✿――日本病理学会が「病理解剖専門医」の資格を作って一部の（解剖をたまたまいっぱい経験できる場所にいる）病理医に取得させ、他の病理医には解剖よりも臨床データや画像から診断を進める能力を高めるように勧めてみたらどうかな……と考えたことがある。

✿――一方で、最近の熱心な若手病理医はまだまだ解剖もやるし検査も読むわけで、もうちょっと様子見してもいいんだろうな、ということもわかってはいる。

4 研究会と症例報告

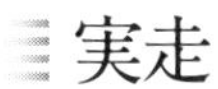実走

臨床医と違う場に立ち、臨床医と違う目を持ち、疾病の表象を臨床医と異なる角度から眺めるということ。チームの一員として患者を十重二十重に取り囲むこと。

私は臨床医とのカンファレンスに出る。彼らが見ているものを知らずして、私だけが見ているものの話をしたところで、片翼で飛ぼうと試みるようなものだ。病理所見とはあくまで「表象の一側面を照らす光」に過ぎない。それ以上でも以下でもない。全てを語れるわけもない。

「異型細胞が出ていました。病理医としては癌です」

これで仕事を終えて帰ることはできる。顕微鏡を用いて、病理医にしかわからない判断基準で、臨床医に絶対性を誇示すること。でも、「病理医から見た絶対」だけでは、おそらく足りない。

臨床医が癌を疑っているとき、病理医が癌と診断することは、「くり返し」であり、「確認」である。

一方で、臨床医が癌を疑っていないとき、病理医が癌と診断することは、臨床医にとっては「ひっくり返し」であり、「衝突」となる。

「臨床医としては癌ではないです」⟷「病理医としては癌です」

このようなセットアップでどう考えるか。「病理医は癌だと診断したからもう仕事終わりね〜」と、帰っていい**わけがない**[75]。

こういうとき、臨床医は言う。
「えっ、癌だと思ってなかった。なんで!?」
病理医ならば、臨床医の「なんで!?」に付き合おう。

衝突が生じたとき、病理医がまずやるべきことは何か。
臨床医にとっては患者がどう見えていたのかを確認することだ。
臨床医の目線を知る。思考をなぞる。「この臨床像だと、なぜ癌を疑わないのか」をトレースする。そして言語化する。

「癌部の表層に、非癌の成分が乗っかっていたから、内視鏡医の目には癌が見えなかった」
「特殊な組織型の癌で、周囲の非癌組織に対する影響の及ぼし方がいつもと違った」
「そもそもの癌の分量が少なく、観察可能なレベルの変化をまだ及ぼしていなかった」
「癌の異型度が弱く、正常構造からのかけ離れが少ないから、癌だとわからなかった」

アブダクション。仮説がきちんと見えてくれば、「偶然の衝突」が、少しずつ、「蓋然的な衝突」に変化していく。ここぞというところで、病理診断を積み重ねる。「なるほど、この細胞像なら、臨床から癌を疑うのが難しいのはわかる……」。
「なんで」を「わかる」に向かわせる。そのためには、病理医自身が臨床診断のメカニズムを知ることが極めて重要だ。「なんで」そう思ったのか。「なんで」読めなかったのか。病理組織学的に答えだけ提示しても why には応じられない。プロセスを一緒に振り返ることが必要である。

もちろん、病理医が臨床医の思考様式全てを理解することはできない。臨床医に病理医の全てを理解せよと言っても無理なのと同様である。それでも、彼我の差を認識した上で、どこまで併走し、どのタイミングで solitude になればいいかくらいは知っておくといいだろう。

臨床医たちが日常的に読んでいる論文を臨床医と同じ速度で読んで蓄積することができれば一番いいのだろうが、なかなかそうもいかない。こちとら病理学だけで手一杯である。WHO blue book や腫瘍病理鑑別診断アトラスの類いは読むけれども、同じテンションで臨床医と同じものを読むというのは言うほど簡単ではない。量も多い。ではどうするか？

院内のカンファに出る。そして院外のカンファにも出る。

院外のカンファとは、すなわち研究会だ。

研究会に集まるようなタイプの臨床医は、病院を出てもなお、患者のことを考え、診断のことを考えている人間たちである。疑問点を追究することに対して熱心。「なんで」を「わかる」に変えていくことに喜びを感じるタイプ。**違和を感じたら、それを言語化することを厭わない**。「俺はこれを不思議に思った。お前はどうか」と複数の視線を集めて交錯させることで何かを浮き上がらせる。

そういう人たちに交ざる。

そういう人たちと一緒に考える。

そうすれば、臨床医と病理医が「衝突」したときに、どう振る舞えばいいのかがだんだん見えてくる。

路傍の花

✿——衝突すると衝撃によって、自分と相手の形が少し変わる。衝突せずに自分の言いたいことだけ、書けることだけを書き続けていると、おそらく変化の機会は失われ、次第に彼我の間に存在する膜が分厚くな

75）感情論であり精神論なので容易に反論できると思う。そのつもりで書いている

り、最終的には周りから何を言われても自分の内側にその声が届かなくなるし、自分の発した言葉が誰かを動かしているかどうかにも興味が持てなくなる。

実走

哲学的な話はこの辺にしておいて実走しよう。

臨床系の研究会、特に画像診断について討論する会は無数にある。「早期胃癌研究会」、「胃と腸を診る会」、「拡大内視鏡研究会」、「胆膵疾患研究会」、「膵臓研究会」、「肝組織をみる会」、「画像診断情報研究会」、「臨床消化器病研究会」、「腹部画像研究会」、「3DCT 研究会」、「呼吸器疾患研究会」、「消化管エコー研究会」、「Lymphoma conference」……。名前はいろいろ。扱う疾病もいろいろ。

選んで出ようにも、最初は会の様子がわからず、参加していいものかどうかもわからず、躊躇することだろう。セミクローズドの会だったらどうしようとか、受付で名前書かされたらいやだな、などさまざまな引っかかりポイントがある。

しかし、病理医として働いているうちに、遅かれ早かれ臨床医から依頼を受けて「研究会に出す症例のプレパラート写真を撮ってくれ」と頼まれる日が来る。そのときに、会の日時と場所を聞いて、自分でも見に行けばいい。それだけでいい。何せ、担当した症例が使われるのだから、参加資格は十分である。そうやって縁がつながった会から順番に出る。ここでためらわなければ、世界が大きく広がっていく。

研究会ではなく各種の学会にも、たいていの場合は診断系のセッションが組まれている。ただし研究会に比べると学会の場合は総じて参加費が高い。病理ではなく臨床系の学会に万単位の参加費を払ってまで勉強のためだけに出席するというのは、さすがに現実的ではないと思う。やはり研究会が気軽だ。

研究会で何をするか。いちおう通し番号を振って列挙してみるが、最終的には同じことを目指している。

1. 臨床医の顔と声を覚える

最初はこれだ。いきなり病理の勉強をしようとか画像の勉強をしようなんて思う必要はない。どうせ最初は専門用語についていけない。まずは人から覚えるといい。

全国クラスか地方クラスかを問わず、研究会には「長」がいて、エースがいて、目立つ人がいる。そういう人の顔と名前を覚え、できれば声を覚える。

そして、会が終わったあとに一番目立っていた人の名前を検索し、その人がこれまでに書いた論文を探す。日本語総説で十分だ。英文の業績は新規性に対する縛りが厳しいためかマニアックで、非専門領域の初学者にとってはかえって勉強になりづらい。研究会で頻繁に発言するようなタイプの人であれば、たいていどこかに初学者向けの診断総説を日本語で書いているので、それを探す。

著者の顔と声が記憶に残っていると、論文を読んだときの「脳への浸透度合い」が段違いにいい。

拡大内視鏡や造影 MRI など、初学者にはまずとっつきづらいような高度な画像診断を、病理医である我々はどうやって勉強する？ 「地域や全国のエースに目星を付けて、その人が語っているように書いている文献を探して読む」。これが私の見出した最適解である。私が研究会に出る理由の半分くらいは、ある臨床科における主役級の登場人物を覚えて、**彼らが脳内でしゃべってくれるように**声を記憶することにある。これはもう奥義みたいなものだ。

では、具体的に臨床医たちの声をどうやって覚えるか？

2.「読影」を聞き、メモをとる

めちゃくちゃ泥臭いやり方なのだけれども、私はこの方法を用いた。所属と名前を聞き漏らさないのはもちろんだが、症例をどのように解釈して解説するかを記憶したかったので、彼らのボキャブラリーや説明のクセなどをまるごとメモしていった。

必死でメモ用紙にボールペンを走らせる。一度、隣に座っていた人に、「画像をスケッチして所見を書き込んでいるんですか？　すごいですね」と驚かれたことがあった。内視鏡画像やCT画像を簡単にスケッチしていたのは本当だが、実はそちらが主眼ではない。セリフをほとんどそのまま書き写すほうが本命だった。研究会に出ると腱鞘炎になる。

【例1】
○○病院・S先生「○○（地名）のSです。結論から申し上げますと私の意見は悪性、上皮性、すなわち癌です。ただし、その根拠は前に読まれた先生とは少し違います。透視の正面像で腸管の左右の形状に差があることを根拠とします。狭窄があって、その度合いが、ここと ここですね、このように、左右非対称であること。鑑別として腸管悪性リンパ腫を挙げた先生がいらっしゃいましたが、悪性リンパ腫であればここまで硬い像は出づらい。Panniculitisであってももう少し長軸方向の対称性が出るでしょう。強いて言うなら転移性の癌の可能性はあるかもしれません」

【例2】
○○大学・Y先生「○○（施設名）のYです。コメントだけさせてください。ただ今読影なさった方は、クリスタルバイオレット像をご覧になり、type IIo, すなわち開II型pitだからSSA/Pと判断されましたが、私は所見をただちにtypeとか型の枠組みにはめ込んでしまうのではなく、具体的に観察範囲にどういう変化が起こっているかを具体的に読まれたほうが良いと思います。読影された先生のおっしゃるとおり、この写真で見える部分はたしかにcryptの開口部が円形に開いているように見える。しかし、次の、別の写真ですと、すぐ側に、必ずしも開口部が明瞭ではない……部分があります。例えばここはどう解釈されますか？　パターン認識で診断名を当てはめていく読影ではこういう領域は解釈ができません。Pit pattern分類は管状腺腫と管状の腺癌を想定して作られた分類ですから、そもそも、鋸歯状病変には当てはまらないケースが多いです。すると、異なる所見を呈するcomponentごとに、パターンにこだわらずに所見を丁寧にとったほうがいい。ねえ、出題者さんもそうお考えで、この写真を出したわけですよね」

今の2つの発言は、内容をそれぞれ少しいじってはあるが、実際に私が過去の研究会でメモした文章、ほぼそのままである。

研究会の会場にはしばしば、指導的役割を与えられて教育的な読影を担当する人がいる。いわゆる業界のエース的な人たちだ。当然のようにプレゼンテーションが上手である。聞いていてほれぼれする。どの順番で所見を拾ってどう語るかといったお作法がしっかりしているし、使う言葉が的確で、誤解を招く表現も少ない。観察者間で解釈に差が出そうな微妙な所見と、誰が読んでもそうだろうと納得できるような画然とした所見とをきちんと読み分ける。**判断の根拠をきちんと言語化している**。「ここはなんとなく癌っぽいです」というような、言語化していない語り口の読影はしない。

内視鏡所見、CT、MRI、超音波画像などの臨床画像を「達人」が読むと、その言葉の中に、形態診断における多くのヒントが見いだせる。形態診断をどう言語化して伝えるかという技術がちりばめられている。

彼らのセリフを聞いていると、これまで自分が適当に読んでいた臨床画像をどうやって眺めたらいいか、どこに着目してハイライトすべきかが猛スピードで整理されていく。「臨床医が何を根拠に診断を進めているのか」がなぞれる。すると、彼らが病理医に求めることがじわりと見えてくる。病理診断で補足すべきはどこなのかが感じ取れる。病理所見をどう説明したら彼らに伝わるだろうかということをひたすら考える。

路傍の花

✿――若い頃は、研究会場では手書きでメモを取り、帰宅してからPCに打ち直した。そうやって頻繁に研究会で発言する人の口調をまるごと覚えた。今はほとんどのエースの「読み方」をだいたい覚えてしまったので、なじみの会ではメモを取らなくても済むようになった。

✿――画像読影者の中でも達人とされる人たちの読影を「真似」できるようになると、当たり前だが臨床画像の読み方は格段に上達する。臨床医であれば真似ばかりしていないで自分のやり方を育てなければいけないのかもしれないが、病理医が画像を読む分には真似だけでも十分通用する。

実走

3. 臨床医の見ているものが、どのような病理所見によって説明されるのかを考える

病理医がプレパラート上の何を読んでどのように解説すると、臨床医の役に立てるだろうか。このことをずっと考えている。

「これだけ説明すれば十分」というトリセツはない。症例によって読むべき所見の組み合わせは無限……と言うとさすがに大げさだが、数え上げられない程度には膨大な数存在する。結局、毎回、試行錯誤だ。

ただし、少なくとも、「病理医が最低限ここまで読んでおくと、その後の臨床医とのディスカッションがスムーズになる」という病理所見はある程度絞り込める。「病理医が臨床医のために解説すべき所見」[76] を列挙してみよう。

①ルーペ像で、病変の輪郭

いきなり強拡大で病理組織像を説明することに価値があるのは、悪性リンパ腫と軟部腫瘍、脳腫瘍くらいだ。他の腫瘍・非腫瘍は、ルーペ像から説明しなければいけない。「したほうがいい」ではなく、「しなければいけない」。

マクロからミクロに近づいていくことで、臨床医が各種の画像で見据えた形状、成分のムラなどが病理組織像のどこに対応するのかがわかる[77]。

例えば消化管であれば、粘膜筋板と固有筋層という 2 つの平滑筋をきちんと図示しておくことをおすすめする[78]。癌の部分だけをただ解説するのに比べて、臨床医たちの満足度が格段に上がる。

消化管においては、平滑筋の束が管腔構造を保持しているし、これらが腫瘍によって破壊されると明確にマクロ形態学に差がでる。内視鏡医たちが読影する、面を持った陥凹、二段陥凹、下からの持ち上げ所見、壁の引きつれ、空気量を変えたときの変形度合いなどは、平滑筋とその周囲の挙動によってほとんど説明がつく。そこで病理医は、平滑筋がどれだけ壊されているかを、**Azan 染色などの特殊染色**、あるいは**抗 Desmin 免疫染色**[79] を用いて示す。ルーペの段階で一手間加えることが、研究会を引き締める。

76）お察しの通り、必ずしも病理診断の役に立つ所見（病理医のための所見）とは限らない

77）例えば『画像と病理の対比から学ぶ膵癌診療アトラス』（太田哲生 他 監修、北川裕久 編著、学研メディカル秀潤社、2012）などは、ほぼ画像とルーペ像の対比だけで一冊の本になっている。『臨床と病理のための乳腺疾患アトラス―US・MMG と組織像の対比―』（土屋眞一 監修、前田一郎 著、医療科学社、2010）もルーペ像が美しい

78）『Dr. ヤンデルの臨床に役立つ消化管病理』（羊土社、2020）で一冊かけて説明しているのでよろしければぜひ。本書内で 5 回もおすすめしてしまった

79）膠原線維と筋組織を染め分ける、あるいは筋組織だけをハイライトするのである

肝臓や膵臓、甲状腺、乳腺などの実質臓器における病変を解説するときも、病変の外輪郭や線維性被膜のありようを解説すると喜ばれる。ここでも Azan 染色や EVG 染色などを駆使するといいだろう。

いきなり内部を強拡大して細胞所見を説明し始めることのないように心がける。

②線維性間質の量（比）

ルーペ像で戦場の全体像を俯瞰したら、次に病理医が組織を用いて説明すべきは、Azan 染色[80]で青く染まるもの、すなわち膠原線維である。上皮細胞よりも先に線維だ。何よりも線維。第一に線維。

癌浸潤部の desmoplastic reaction。あるいは炎症巣の中で瘢痕化し（かかっ）た部分。これらをいかにわかりやすく、臨床医に提示できるかによって、病理医の解説の切れ味が 30％以上変わる。

腫瘍細胞よりも、線維による影響のほうが、臨床的には detect しやすい。そこで病理医は、線維の量と分布、そして上皮細胞などとの成分比を説明する。

病変の硬さは、腫瘍細胞そのものではなく、膠原線維の影響をかなり受けているようだ。線維性間質の量が多ければ硬くなる（scirrhous）し、逆に線維性間質が少ない髄様（medullary）パターンの場合は硬度が下がる。

引きつれ、変形、厚みも、線維に寄与するところが大きい。癌臍や indentation、spicula などの所見は、いずれも線維性間質による癌部の引きつれを反映する。

さらに、水分量や、間質を通過する血流の情報も、線維の量と関係がある。これらを画像で読影した臨床医に、病理医が「実際の線維量」を見せることは極めて重要だ。

極論すると、癌細胞が癌細胞である強拡大の根拠、すなわち核所見など、研究会に出席する臨床医にとっては**どうでもいい**[81]。

③上皮細胞でもなく、膠原線維でもない成分

そろそろ上皮細胞のことを説明したくなるだろう。でもまだ早い。

私たち病理医は上皮細胞にばかりかまける。上皮細胞の異型性を判断することに心血を注ぐ生き物だ。しかし、炎症、水分、脂肪成分、壊死、血管といった「それ以外」にこそ、臨床医はひりついている。検査室の奥で病理診断をするだけでなく、病院の外で研究会に出ようと思うのならば、「上皮細胞以外」をもっとよく見ておくとよい。

炎症細胞が密に存在する像を見たら、そこは臨床医にとって「液状成分」として認識されている可能性がある。このことは私たち病理医が検鏡時に抱いている直感とは少しずれるので、気を付けておくとよい。ホルマリン浸漬固定の段階で組織中の水分量が保たれないためか、病理医は往々にして浮腫の評価があいまいである。炎症細胞は液状成分に浮かんでいる[82]イメージを持つといいかもしれない。炎症細胞が多い場所は水気が多かったのだろうな、とあたりをつけて、相関関係に水分を読まないと、臨床画像の水っ気と病理画像とがうまく合わないことがある。特にMRIを用いた検討[83]では注意。

水分といえば嚢胞も忘れてはいけない。病理医はしばしばマッピングをさぼりがちだが、かなり小さな嚢胞であってもMRIや超音波検査ではdetectされている。癌の範囲ばかりを指し示すのも大事だけれど、「参考までに、ここと ここには嚢胞がありますよ」と示すと、臨床医たちは画像で確認した嚢胞と病変の位置関係を思い浮かべて、納得する。そう、嚢胞を、

80）Masson派はどうぞMasson-Trichrome使ってください
81）さすがに言い過ぎか。「ほとんどの場合どうでもいい」くらいにすべき
82）もちろん上皮細胞内などにダイレクトに浸潤することもあるが
83）MRIは、解像度はさほどではないが物性を読むことができるため、病理医が細かく読みがちな構造変化（アーキテクチャ）よりも、成分比や構成比をきちんと説明しないと、放射線科医の知りたい情報を提示できないのだ

地図を見やすくするメルクマールとして用いるのだ。もちろん、臨床医が小嚢胞だと思っていたものが組織学的に「拡張した癌腺管」であった場合には、そこがまさに争点となるので、いつも嚢胞が脇役というわけではない。

脂肪はMRI T1強調画像in-phase/out-of-phaseを見比べれば半定量的に確認できる。このため、どれだけ小滴性の脂肪沈着であっても、病理医がそれを図示しておけば臨床医（特に放射線科医）はピンとくるものだ。MRIを用いた定性評価は臨床に慣れ親しまれている。病理医もどんどん脂肪成分を指摘するとよい。

脂肪に関連して、病理医が臨床医の前で説明をサボりがちな所見のひとつに「マクロファージ」が挙げられる。マクロファージが異物貪食や抗原提示など多彩な機能を担う細胞であることは周知の事実であるが、泡沫細胞foamy cellとも呼ばれる脂肪成分を多く含んだマクロファージについては画像診断でdetectできている場合がある[84]のできちんと読み分けておきたい。胆嚢における黄色肉芽腫性胆嚢炎、めったに見なくなったが黄色肉芽腫性腎炎、さらには粥状硬化症atherosclerosisにおいてもfoamy cellsは出現する。これらはしばしば「脂質成分」としてMRIで感知されている場合がある。

MRIだけでなく超音波検査でも脂肪の有無は争点となる。ただし、超音波の場合、脂肪そのものをdetectするのではなく、脂肪成分とそれ以外の成分がパルス波（超音波の端触子から断続的に発射される波のひとかたまり）の幅に対してどれだけ混在しているかが重要である。たまに脂肪といえば高エコーと決め打ちしている若い臨床医に出会うことがあるが、そうとは限らない。「皮下脂肪は別に高エコーではないですよね」というと納得してくれる。脂肪成分が他の成分とどれだけ混在しているかがエコーレベルを左右している[85]。このため、ルーペ像や弱拡像で、脂肪が含まれる場所と比率をきちんと出すと役に立つ。「このHCCには脂肪沈着がみられました」というレポートは、日常診療ならいざ知らず、画像研究会ではほとんど意味をなさない。どこに、どれだけ、というのが大事である。

壊死と出血は、CT や MRI で臨床医が特に念入りに読む所見である。しかし病理診断になると、病理医によって記載がまちまちである。大量の壊死があればそれを記載しない病理医はいないが、少数散在性の壊死が管腔内に存在するとか、管腔外に粗大な地図状の壊死があるといった、壊死巣の分布や形状についてまで日常的に記載している病理医というのは思ったより少ない。

出血については時相まで読んでおこう。例えばヘモジデリン貪食マクロファージは、鉄分として MRI で detect される場合が多い。癌の組織像を説明することに躍起になるあまり、ヘモジデリンがどれくらい出ているかを写真に撮り忘れて、研究会で出された疑問のひとつを解決できないというのは「病理解説失敗パターンあるある」である。

血管、特に小血管や毛細血管が、病変内で増えたり減ったりしていると、造影検査にさまざまな影響が出る。CT、MRI では造影検査が主流なので、臨床医の興味の大半は血流にあると言っても過言ではない。

ところがその一方、激しく蛇行する経数 μm の毛細血管は、プレパラート上では断面としてしか観察されない。**立体的にうねる血管そのものを病理医が観察しているわけではない**。このことは画像・病理対比をかなり難しくしている。血管を CD34 や CD31 などの免疫染色で可視化してカウントしても、必ずしも造影効果とはマッチしない。連続切片を何百枚も作って血管を立体的に再構築する試みもやってみたが、結局、「水路のカタチ」がわかるだけで、止め絵である病理診断では「水流の強弱」まではわからないのでなかなか核心にたどり着けない。

プレパラート情報から血流を読む場合には、かなり熟練した対比技術が必要となる。具体的には、

84）もちろん程度問題であるが

85）『画像・病理対比へのいざない「肝臓」』（金芳堂、2020）。毎度自著ですみません

- 線維の量
- 上皮が作る構造の形状
- 新生血管による血流か、既存の血管を流用した血流か

などを組み合わせ、既報の造影CTや造影MRIの文献[86]で言われていることときっちり照らし合わせてはじめて、生体内での血流速をそれなりに推測することが可能になる。しかし、病理組織では血流そのものを証明できない以上、どこまでも最善の仮説を探すアブダクションの試みに留まる。本書ではここを詳しく解説することは避ける。自著でも書いたのでよかったら買ってください。

④腺管の管腔、絨毛・乳頭状構造の正体

物性の話ばかりでは病理医の面目が保てないだろうし、そろそろアーキテクチャの話もしよう。細胞が織りなす構造についての解説。特に消化管病理では、上皮の構造を読まずして病理は語れない。

内視鏡では管腔の構造が細かく読める時代である。プレパラートで上皮細胞が山と谷を作っているとして、それは**試験管状のものを縦斬りにした管腔**なのか？　**カーテンが折りたたまれるような畝状**なのか？　**ムーミンのニョロニョロのような乳頭状あるいは絨毛状**なのか？

プレパラートに「薄切」されたものと、実際の三次元空間の一部を評価した臨床画像とでは、軸が異なり、見え方も変わる。この両者をつなぐ言葉が必要だ。特に病理医は、何度か頭の中でシミュレーションしておいたほうがいいかもしれない。そうしないと、臨床医のアブダクションと病理医のアブダクションがかみ合わなくなることがある。

「絨毛状」と「うね状」の区別については注意が必要だと思う。病理学には papillary という言葉や villous という言葉があるため、ムーミンに出てくるニョロニョロのような形状については馴染みが深い。そして、生体内にも、小腸絨毛のように本当にニョロニョロした形の構造が存在するため、私たちはつい「絨毛腺腫というのは小腸の絨毛のような三次元構造をしているのだろうな」と考えがちである。

しかし、大腸などに出る絨毛腺腫や絨毛管状腺腫の一部は、実際の生体内ではムーミンのニョロニョロ状ではない。このことは、お恥ずかしながら、私自身が最近指摘されてようやく気付いたことである。赤面しながら以下に図示しよう。

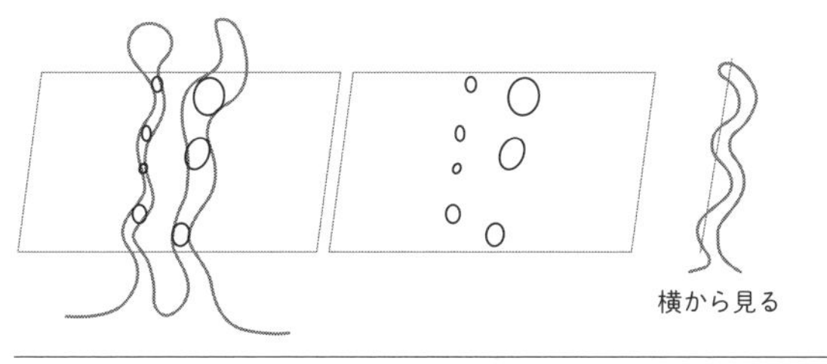

真の絨毛（ニョロニョロ）を縦に切るイメージ

真に乳頭状・絨毛状の構造があると、薄切してプレパラートにしたときには断面ばかりが観察される。小腸粘膜を見てみればすぐわかる。

たまたま運良く長軸に沿って延びた絨毛をまっぷたつにしない限り、粘膜筋板から絨毛状の構造の頂点まで全てをひとつながりで観察することなどできない。

一方、大腸の絨毛腫瘍 villous tumor のように、プレパラート上ではいかにもニョロニョロのように、上から下まですーっとひとつながりの高い山に見えるもの、これは、本当はうねったカーテンを切って出てくる構造である。

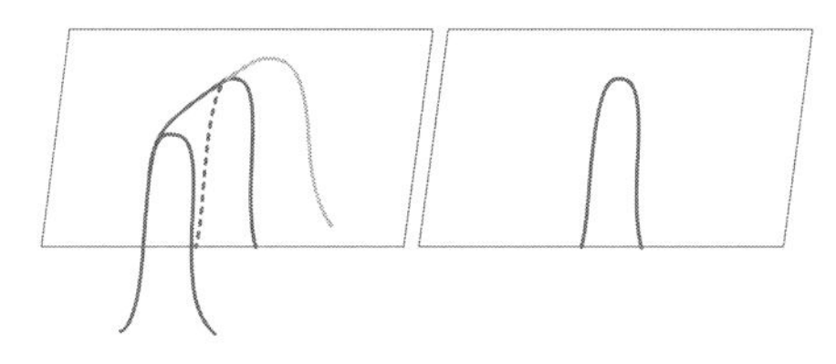

うねったカーテンを縦に切るとプレパラートで一見ニョロニョロになる

86)『肝の画像診断 第2版』（松井修 他 著、医学書院、2019）他多くの成書がある。『臨床が変わる！画像・病理対比へのいざない「肝臓」』（金芳堂）もどうぞ

内視鏡的には「絨毛」でもなんでもない。実際、クリスタルバイオレット染色でIV型pitなどと称される構造は絨毛ではなくて布のようにうねっている。

「乳頭状」は、多くは癌の非浸潤部で見いだされる構造だ。上皮細胞が乳頭のような「上がって降りて」を作り、芯の部分には血管が通過する。芯の部分に線維性間質が増生していると乳頭状とは呼ばず、広基性の隆起というくくりに入れられる。内視鏡でもpapillary structureは文字通りpapillaryに見える場合が多い。いわゆる絨毛状villousに比べると構造の丈が低いためか、「薄切によって生じるずれ」も少なく、臨床医と病理医の認識が合いやすいのだろう。

「乳頭状」については間質との関係を用いて考えると一段深い考察ができる。上皮と血管が密接であるため、単位面積あたりに線維性間質が少ない構造物として認識することが可能だ。病理医が乳頭状と判断する領域に造影検査が行われていると、その部分は基本的に血流が速い領域として認識されている。胆嚢や肝外胆管の有茎性の癌や、乳腺の嚢胞内腺癌などを思い浮かべてみるといい。

癌はひとたび浸潤するとほとんどの場合desmoplastic reactionを伴う。すなわち、浸潤部では上皮と血管以外に線維が混在する。だから、浸潤部で出てくる乳頭状構造というのは比較的まれだ。Micropapillary patternのように、構造が劇的に小さいか、あるいは、基底膜ごとdownward growthするタイプの胃型腺癌など、やや特殊な形態をとる場合が多い。特殊な形態をとるというのはつまり、画像と病理の対比が白熱するということだ。

⑤核

病理医がこだわる核所見。基本的に臨床医はポカーンだ。全く説明しなくても、画像・病理対比の議論は滞りなく進んでいくことが多い。例外はクリスタルバイオレット染色を用いた大腸腫瘍の評価、超拡大内視鏡（細胞核まで判断可能なことがある）、そしてMRIの拡散強調画像diffusionあたりだろう。細胞密度や核密度が判定できるモダリティがないわけではない。

それでも、核小体が顕在化していること、核膜に不整が見られること、クロマチンパターンがごま塩状であることなど、いくら説明したところで画像の解釈には（2020年現在では）あまり役立たない。

では、強拡大は必要ないのか？　核所見は研究会では無用なのか？

私はかつて「無用だ」と思っていた。しかし振り返ってみるとそれは傲慢な態度だったと思う。私たち病理医が、臨床医のやり方をfollowして理解しようとするのと同じように、臨床医もまた「病理医はどういう根拠で、自分たちと同じものを違う角度から見ているのだろう」というのを知りたがっている。「この際だから画像所見は置いておいて、純粋な病理診断学の話も聞いてみたいな」と思う臨床医は一定数いる。そういう人たちに向かって、「病理組織形態学は我々がやっておくから、別に知らなくていいですよ」と突き放すような態度をとるのは、はっきり言って失礼だったと思う。今では反省している。

ルーペ像から弱拡大へ、テクスチャと物性からアーキテクチャへ、次第に病理医のテリトリーに近づくような解説をして、最後に「お作法として核の説明もいたします」と毎回添えること。これにはおそらく臨床医たちを安心させる効果がある。「もしかするとこの病理医は、臨床医が喜びそうな所見だけを選んで説明しているのか」と不安にさせないためにも、病理医が毎日どこかでsolitudeに核と戦っていることを名刺代わりに示す。核所見の説明は省かないほうがいいだろう。

⑥免疫染色、遺伝子検査

これらは核所見と似ている部分がある。病理医が判断したものがそのまま画像形態学に活かせるとは限らない。一方で、免疫染色を用いて分化勾配を示すことがルーペ像の理解を深まらせることはあるし、発がんのメカニズムを示すことでその領域の基礎研究をしたいと思っている人たちの耳目を集めることもできる。ともすれば臨床画像と病理組織像の形合わせ・

絵合わせで終わってしまいがちな研究会において、病理医が画像と組織の橋渡しだけではなく、臨床と基礎(研究)の橋渡しも担当できると胸がすく。

ここまで来ると領域ごとに専門性が高すぎるので、本書で詳しい解説はしないが、臨床医と対話するために病理医が「臨床医よりの目線」と「病理医の目線」の両方をもって挑む基本姿勢に立ち返れば、遺伝子やタンパク質の話をどうすべきかもおのずとわかってくるはずだ。

走破を目前に

ふと、立ち止まり、ルートを振り返る。

病理医のありよう、各臨床科との関係、病理診断の実践。なにより、pathosのlogosについて。病理診断学にまつわるあれこれを、トレランルートになぞらえて、ここまで走り抜けてきた。

序盤はなるべく道程を俯瞰し、立ち位置を確認しながら。後半はひたすら歩を進めて実走に没入した。路傍の花に目を留める時間も多かったが、最後はひたすら足を前に進めるように、病理組織診断の実践をなぞった。

私が「病理診断哲学」を著すにあたってトレランの例えを用いたのは、病理診断というのがまさにロングショットとクローズアップの飽くなきくり返し・積み重ねによって構成されているものだからである。診断手法や、臨床医とのコミュニケーションを考えるとき、トレイルランナーの精神を思い浮かべる。山野で行く末を眺め、ときに花を写真に収めようとカメラのレンズを付け替える姿が、ベイズ推定方式の臨床診断を俯瞰し、顕微鏡のレボルバーを回してレンズを入れ替えるさまとオーバーラップする。

このようなレンズ付け替え型の思考様式が全てだとは思わない。1本の単焦点レンズを愛して、定点観測的に物事を見るのが好きな人もいる。そういう人にとっては、私の書いてきたもの、私の歩んでいる道のりは、広角と接写の切り替えが激しすぎて、めまいがするかもしれない。

それでも中には、本書をここまでさほどストレスなく辿ることができた人もいるだろう。そういう人は、あるいは、病理医に向いているのではないか。複数の視座、複数の視野倍率を組み合わせて、多角的に物事を見ることに喜びを感じ、それが「かっこいい」と思えるタイプの人。

病理はトレイルランニングである。いい風景を見られる。カロリーを消費する。「物好きだね」と言われたりもする。ペース配分は個人の裁量に任されている。始めるまでのハードルは高いが、ひとたびはまると、生涯をかけることになる。

終章

くたびれはてた医療人へ

なぜ私が病理診断学を「言語化」しようと思ったか

今から皆さんにお読みいただく「終章」は、文字通り、本書の原稿の中で最後に書く原稿になります。たった今私のパソコンには、終章以外のファイルが全て出そろったところです。目次は決まりました。書名も、仮のものは決まりました。あとは蛇足の「終章」を書こうという気持ちで、外付けキーボードを膝に乗せています。

最後にもう少し、お付き合いいただきましょう。

序章の段階で、本書は一般的な医学生よりももう少し頭の良い、東大とか京大とか早稲田慶應の文学系ゴリゴリの人、あるいはそういうところを目指している難関校の高校生あたりに読んでもらうのがいいのかもな、ということを考え、自らを奮い立たせるべく檄文めいたことを綴って、執筆トレイルに足を踏み入れました。

正直かなり大変でした。執筆していない時間も、ずっと病理学のことをどう言い表すかを考えていたように思います。今まで複数の本を書いてきましたが、しんどさは段違いでした。頭にあるものを全て出してしまったので、脳が出がらしのお茶っ葉みたいにしんなりしています。

過去に取得したボキャブラリーを心の宝箱から引っ張り出してきて、自分が見てきたものを遡り、俯瞰しては接写をくり返しました。正直、背伸びもしました。アブダクションによる拡張とポエム的妄想の区別を付けることにだいぶ苦労しました。自分にツッコんだりもしました。「そこまで普段は考えてないだろう」。そしてすぐに反論するのです。「いや、言語化していないだけで無意識の自分は考えているのだ」。自虐と自尊をくり返しながら、自分が普段やっていることを自分より頭のいい人間に読んで評価してほしいというエロい欲求を、編むように本の形に仕立てていきました。

書き終わって、振り返って、わかったことがあります。

私は、とにかく、自分が病理診断学あるいは病理医そのものに対して日頃からモヤモヤと考えているゲシュタルト的な何かを、言語化**しきっていない**ことに対する焦りがあるのだな、ということです。焦燥感がひしひしと伝わってくる自分の文章を読んで、笑ってしまいました。

この焦りはだいぶ深刻で、私にとっては40代前半のテーマになるのかな、という心象を持っています。

「私よりももっと地頭のいい人であれば、私が感じていることと同じようなことを、より適切な語彙で著すことができるだろう。それは先達の病理医、科学者、あるいは哲学者かもしれないが、とにかく、本書で私が書いていることは、私よりももっと言語化の上手な人がやるべき内容だったのではないか……」。

「人それぞれ、視点が違うし、表象の切り取り方もさまざまだ。私の座から見ている景色は、究極的には私が語るしかない。誰かの手を借りればいいというものでもない。おおげさだけれど、私が語れなかった部分は、少なくとも私にとっては世界の欠落になってしまう。自分が見たものを自分で言語化してはじめて、外部からの監査を受けることができる……」。

このような、義務感と意地と、あと「言い出してしまった辛さ」みたいなものの間を跳ね回りながらの執筆でした。しんどいトレイルだったと思います。

一度、言語化の厳しさに音を上げて、「この判断は難しいので、経験で乗り切るしかない部分だ」的な一文で解説を逃げようと思った箇所があります（今は消してしまいましたが、周囲の文体のゲシュタルト的にわかるかもしれません。探してみてください)。

そのとき、あることを思いました。

私事で恐縮ですが、2020年の4月に常勤医1名が他施設に移動し、後期研修医1名が大学に帰って、戦力が半減したタイミングで私は医師17年目を迎え、当院の既定もあって主任部長に就任しました。仕事量が数倍に増えました。折しも新型コロナウイルス感染症禍で、ルーティンのスタイルが激変したタイミングです。学会・研究会が軒並み開催できなくなり出張はなくなりましたが、いずれも中止になったのではなく先延ばしになった（+オンライン化した）だけであり、症例準備、病理解説などはさほど減りませんでした。加えて、SNSの世界においても医療情報発信・啓発関連の仕事に次々と巻き込まれました。

私は本書を執筆している最中、まさに、くたびれはてていました。そして、多くのルーティン作業を「反射」で解決しはじめていました。経験で乗り切ろうとしていたのです。なぜならば、いちいち言語化していられないくらいの仕事がそこにはあったからです。私は、経験と反射で言語化をせずに仕事をこなすことを、無意識に行おうとしていました。

そんな時期にちょうど、自分の指先がキーボードに「ここは経験で乗り切るしかない部分だ」的な文章を無意識に打ち込んだのです。私は数秒固まって、猛烈に恥ずかしくなりました。他ならぬ自分の文章から、言語化することをやめた病理医の姿が客観視できてしまったのです。「言い表せないけれど癌だよ、だけはやってはいけない」と、他人に向けてこれだけ熱心に書いておいて、いまさら、「くたびれはてているから、言語化作業をサボってもいい」という言い草はないでしょう。

こうして「中堅医師の現実」を目の当たりにした私は、本書に衝突することで、おそらく少しだけ変成しました。「言語化し続けようというスローガンを言語化した」ことには、少なくない効果がありました。自分自身が陥りそうになっていた『反射の医療』を俯瞰し直すこともできたと思います。

序章の最後に私は自分でこのように書いていました。

> “つまり私は、この本を自分のために書くのです。なんだ、そういうことか。すみません、これから自分のための本を書きます。楽しんで、そして一生懸命に書くのでがんばって読んでください。”

確かに本書は自分のための本でした。「著者啓発本」とでも呼ぶべきかもしれません。ただ、残念ながら、楽しんで書くことはできず、めちゃくちゃにがんばって書きました。がんばって書いたので、みなさんが楽しんで読んでくださっていればいいなと思います。

2021年2月　市原　真

〔謝辞〕この本は担当編集者・藤森祐介さんの多大なる尽力がなければまるで別モノでした。心より御礼申し上げます。また、編集協力の清塚あきこさん、イラストレーターの田中大介さん、装丁・デザインの北尾崇さん・小守いつみさん（HON DESIGN）、最高のお仕事を誠にありがとうございました。そしてトレイルの先を歩まれている諸先輩方に感謝を。

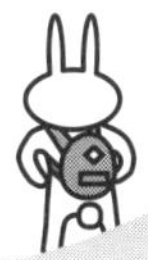

文献一覧（イタリックの数字は出現頁を表す）

◉書籍（和書）

市原真［著］：いち病理医の「リアル」（丸善出版、2018） *163*

市原真［著］：Dr. ヤンデルの臨床に役立つ消化管病理　臨床像・病理像の徹底対比で病変の本質を見抜く！（羊土社、2020） *093, 103, 169, 175, 251*

今山修平［著］：皮膚病理イラストレイテッド ①炎症性疾患（学研メディカル秀潤社、2012） *107, 113, 115, 219*

海老原善郎・亀井敏昭［監修］：体腔液細胞診アトラス―体腔液細胞診の理解のために（篠原出版新社、2002） *183*

太田哲生・松井修［監修］、北川裕久・蒲田敏文・大坪公士郎・金沢大学膵癌カンファレンスチーム［編著］：画像と病理の対比から学ぶ膵癌診療アトラス（学研メディカル秀潤社、2012） *251*

大村卓味［監修］、市原真［編著］：臨床が変わる！画像・病理対比へのいざない「肝臓」（金芳堂、2020） *103, 117, 123, 255, 257*

小俣政男・千葉勉［監修］、白鳥康史・下瀬川徹・木下芳一・金子周一・樫田博史［編集］：専門医のための消化器病学　第1版（医学書院、2005） *048*

兼本浩祐［著］：なぜ私は一続きの私であるのか　ベルクソン・ドゥルーズ・精神病理（講談社、2018） *071*

亀井三博［著］：私は咳をこう診てきた（南山堂、2013） *146*

草水敏［原作］、恵三朗［漫画］：フラジャイル　病理医岸京一郎の所見（講談社、2014～） *110, 129*

國松淳和［著］：ニッチなディジーズ　あなたがみたことのない病気を診断するための講義録（金原出版、2017） *237*

國松淳和［著］：病名がなくてもできること　診断名のない３つのフェーズ　最初の最初すぎて診断名がない　あとがなさすぎて診断名がない　不明・不定すぎて診断名がない（中外医学社、2019） *142, 155*

國松淳和［著］：ブラック・ジャックの解釈学　内科医の視点（金芳堂、2020） *147*

國松淳和［編集］：不明熱・不明炎症レジデントマニュアル（医学書院、2020） *075*

小島伊織［著］：スパルタ病理塾　あなたの臨床を変える！病理標本の読み方（医学書院、2020） *115*

佐野量造［著］：胃疾患の臨床病理（医学書院、1974） *103*

角南久仁子・畑中豊・小山隆文［編著］：がんゲノム医療遺伝子パネル検査実践ガイド（医学書院、2020） *165*

田中竜馬［著］：Dr. 竜馬の病態で考える人工呼吸管理　人工呼吸器設定の根拠を病態から理解し、ケーススタディで実践力をアップ！（羊土社、2014） *146*

千葉雅也［著］：意味がない無意味（河出書房新社、2018） *071*

土屋眞一［監修］、前田一郎［著］：臨床と病理のための乳腺疾患アトラス―US・MMG と組織像の対比―（医療科学社、2010） *251*

堤寛［著］：画像詳解完全病理学　総論（医学教育出版社、2005） *115*

中村恭一［著］：胃癌の構造　第3版（医学書院、2005） *089, 198, 201*

中村栄男・大島孝一・竹内賢吾・田丸淳一・中村直哉・吉野正［編集］：リンパ腫アトラス　第5版（文光堂、2018） *132*

日本胃癌学会［編］：胃癌治療ガイドライン医師用　2018年1月改訂第5版（金原出版、2018） *155, 157*

日本胃癌学会［編］：胃癌取扱い規約　第15版（金原出版、2017） *154*

日本癌治療学会・日本病理学会［編］：領域横断的がん取扱い規約　第1版（金原出版、2019）……153, 154
日本病理学会［編］：ゲノム診療用病理組織検体取扱い規程（http://pathology.or.jp/genome_med/pdf/textbook.pdf、2018）……163
野中康一・濱本英剛・田沼徳真・市原真［著］：上部消化管内視鏡診断マル秘ノート 1（医学書院、2016）……103, 167
野中康一・市原真・濱本英剛・田沼徳真［著］：上部・下部消化管内視鏡診断マル秘ノート 2 もっと伝えたい上部のウラ技、これだけは知ってほしい下部のキホン（医学書院、2018）……103, 123
松井修・角谷眞澄・小坂一斗・小林聡・上田和彦・蒲田敏文［編著］：肝の画像診断　画像の成り立ちと病理・病態 第2版（医学書院、2019）……121, 257
真鍋俊明［著］：皮膚科医のための病理学講義“目からウロコ”の病理学総論―「生命」からみた病気の成り立ち―（金芳堂、2018）……107, 115
真鍋俊明［監修］、三上芳喜［編集］：外科病理診断学―原理とプラクティス―（金芳堂、2018）……115, 206
三中信宏［著］：系統樹思考の世界　すべてはツリーとともに（講談社、2006）……103
宮野真生子・磯野真穂［著］：急に具合が悪くなる（晶文社、2019）……025
深山正久・森永正二郎［編集主幹］、小田義直・坂元亨宇・松野吉宏・森谷卓也［編集］：外科病理学　第5版（文光堂、2020）……106, 227
米盛裕二［著］：アブダクション　仮説と発見の論理（勁草書房、2007）……069
米盛裕二［著］：パースの記号学（勁草書房、1981）……069
外科病理マニュアル（病理と臨床 26　臨時増刊号、文光堂、2008）……165, 177
David Schlossberg［著］、岩田健太郎［監訳］：シュロスバーグの臨床感染症学（メディカル・サイエンス・インターナショナル、2018）……142
Jane M. Orient［著］、須藤博・藤田芳郎・徳田安春・岩田健太郎［監訳］：サパイラ　身体診察のアートとサイエンス　原書第4版（医学書院、2013）……141
Scott Jurek［著］、栗木さつき［訳］：NORTH　北へ　アパラチアン・トレイルを踏破して見つけた僕の道（NHK出版、2018）……019

◉書籍（洋書）

Goldblum JR, Lamps LW, McKenney JK, Myers JL［eds］：Rosai and Ackerman's Surgical Pathology（Elsevier，2017）……106
Ioachim HL, Medeiros LJ［eds］：IOACHIM's Lymph Node Pathology, 4th edition（Wolters Kluwer，2009）……132
Noffsinger AE［eds］：Fenoglio-Preiser's Gastrointestinal Pathology, 4th edition（Wolters Kluwer，2017）……153
Rekhtman N, Bishop JA［eds］：Quick Reference Handbook for Surgical Pathologists（Springer，2011）……115, 206
WHO Classification of Tumours Editorial Board［eds］：WHO Classification of Tumours, 5th edition, Vol.1 Digestive System Tumours（IARC Press，2019）……091, 150

◉論文

石井源一郎、落合淳志：がん間質線維芽細胞の起源と特徴. 病理と臨床 32: 10-16, 2014……181
岡輝明：漿膜の構造と中皮細胞の不思議. 病理と臨床 37: 1120-1125, 2019……183
小野尚子：updated Sydney system. 胃と腸 54: 622-623, 2019……217
小野裕之、九嶋亮治、赤松泰次、小山恒男、菅井有、岩下明德：胃腺腫の診断と取り扱いに関す

るディベート—症例カンファランス. 胃と腸 49: 1879-1897, 2014 …… 221
松原亜季子、九嶋亮治、谷口浩和、関根茂樹：胃癌の亜分類と形式発現分類の意義. 病理と臨床 28: 596-605, 2010 …… 193
三森功士：大腸癌における腫瘍内 heterogeneity と進化—変異による腫瘍内多様性の意義は？—. 病理と臨床 36: 1052-1058, 2018 …… 069
八尾隆史、村上敬：鋸歯状病変の病理診断. 日消誌 112: 669-675, 2015 …… 227
Adsay NV, et al. A proposal for a new and more practical grading scheme for pancreatic ductal adenocarcinoma. Am J Surg Pathol 29: 724-733, 2005 …… 091
Dixon MF, et al. Classification and grading of gastritis. The updated Sydney System. International Workshop on the Histopathology of Gastritis, Houston 1994. Am J Surg Pathol 20: 1161-1181, 1996 …… 217
Hashimoto T, et al. Superficially serrated adenoma: a proposal for a novel subtype of colorectal serrated lesion. Mod Pathol 31: 1588-1598, 2018 …… 127
Karagiannis GS , et al. Cancer-associated fibroblasts drive the progression of metastasis through both paracrine and mechanical pressure on cancer tissue. Mol Cancer Res 10: 1403-1418, 2012 …… 095
Kassarjian A, et al. Angiographic classification of hepatic hemangiomas in infants. Radiology 222: 693-698, 2002 …… 121
Kojima T, et al. Tight junctions in human pancreatic duct epithelial cells. Tissue Barriers 1(4): e24894, 2013 …… 203
Lauren P. The two histological main types of gastric carcinoma : diffuse and so-called intestinal-type carcinoma. An attempt at a histo-clinical classification. Acta Pathol Microbiol Scand 64: 31-49, 1965 …… 089
Lütteges J, et al. The grade of pancreatic ductal carcinoma is an independent prognostic factor and is superior to the immunohistochemical assessment of proliferation. J Pathol 191: 154-161, 2000 …… 091
Matsuda M, et al. Experimental pathology by intravital microscopy and genetically encoded fluorescent biosensors. Pathol Int 70: 379-390, 2020 …… 101
Matsuda T, et al. Current status and future perspectives of endoscopic diagnosis and treatment of diminutive colorectal polyps. Dig Endosc 26 Suppl 2: 104-108, 2014 …… 125
Nowell PC. The clonal evolution of tumor cell populations. Science 194: 23-28, 1976 …… 095
Sottoriva A, et al. A Big Bang model of human colorectal tumor growth. Nat Genet 47: 209-216, 2015 …… 097
Tsui WM, et al. Hepatic angiomyolipoma:a clinicopathologic study of 30 cases and delineation of unusual morphologic variants. Am J Surg Pathol 23: 34-48, 1999 …… 121
Yamaoka Y. Mechanisms of disease: Helicobacter pylori virulence factors. Nat Rev Gastroenterol Hepatol 7: 629-641, 2010 …… 153

◉その他

日本の医療保険財政を救えるか！？費用対効果評価がめざす未来とは（週刊医学界新聞 第 3370 号、2020 年 5 月 11 日）…… 161
胃と腸 54, 2019 …… 123
Cancer Board Square（医学書院、2015 ～ 2019）…… 231
Liver Cancer 13(2), 2007 …… 119
New England Journal of Medicine, CASE RECORDS OF THE MASSACHUSETTS GENERAL HOSPITAL …… 230
株式会社協同病理ウェブサイト（http://www.kbkb.jp/index.html）…… 225

索引

〔著者プロフィール〕
市原 真（いちはら しん）
JA 北海道厚生連札幌厚生病院病理診断科 主任部長
Twitter：@Dr_yandel
1978 年生まれ。2003 年北海道大学医学部卒、2007 年北海道大学大学院医学研究科分子細胞病理学博士課程修了。医学博士。国立がんセンター中央病院（現国立がん研究センター中央病院）研修後、札幌厚生病院病理診断科。病理専門医、病理専門医研修指導医、細胞診専門医、臨床検査管理医。日本病理学会学術評議員。
共著に『上部・下部内視鏡診断マル秘ノート 2』（医学書院）、『臨床が変わる！画像・病理対比へのいざない「肝臓」』（金芳堂）など多数。単著に『症状を知り、病気を探る』（照林社）、『Dr. ヤンデルの臨床に役立つ消化管病理』（羊土社）など多数。

Dr. ヤンデルの病理トレイル
「病理」と「病理医」と「病理の仕事」を徹底的に言語化してみました

2021 年 4 月 15 日　第 1 版第 1 刷 ©

著者 …………… 市原 真　ICHIHARA, Shin
発行者 ………… 宇山閑文
発行所 ………… 株式会社金芳堂
〒 606-8425 京都市左京区鹿ケ谷西寺ノ前町 34 番地
振替　01030-1-15605
電話　075-751-1111（代）
https://www.kinpodo-pub.co.jp/
制作 …………… 清塚あきこ
組版・装丁 …… HON DESIGN
印刷・製本 …… モリモト印刷株式会社

落丁・乱丁本は直接小社へお送りください．お取替え致します．

Printed in Japan
ISBN978-4-7653-1826-4